Eva P
Strauss

Heinz-Dieter Bartels
Gesundheit aus der Wüste

Die Information durch dieses Buch kann nicht die Behandlung und Beratung durch einen Arzt oder Heilpraktiker ersetzen. Die Anwendung von beschriebenen Medikamenten und anderer Ratschläge erfolgt auf eigene Verantwortung. Eine Haftung für irgendwelche Schäden übernehmen weder Verlag noch Verfasser.

1. Auflage 2009
© Verlag Grundlagen und Praxis GmbH & Co.
Wissenschaftlicher Autorenverlag KG, Leer
Jeder Nachdruck, jede Wiedergabe, Vervielfältigung und Verbreitung, auch von Teilen des Werkes oder von Abbildungen, jede Abschrift, auch auf photomechanischem Wege oder im Magnettonverfahren, in Vortrag, Funk, Fernsehen, Telefonübertragung sowie Speicherung in Datenverarbeitungsanlagen, bedürfen der ausdrücklichen Genehmigung des Verlages.

Titel: Axel Camici
Satz: Grundlagen und Praxis
Druck: Hans Kock, Bielefeld
Gedruckt auf chlor- und säurefrei gebleichtem Papier.

ISBN 978-3-937268-28-6

Heinz-Dieter Bartels
Gesundheit aus der Wüste

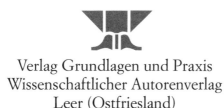

Verlag Grundlagen und Praxis
Wissenschaftlicher Autorenverlag
Leer (Ostfriesland)

Inhalt

Gesundheit aus der Wüste 7
1. Gesellschaft heute 7
2. Geschichte der Heilkunde und Medizin 8

3. Yucca Schidigera 12
3.1 Botanik und Geschichte der Palmlilie 12
3.2 Das Yucca-Pulver und seine Qualität 18

4. Saponine der Yucca Schidigera 19
4.1 Eigenschaften 19
4.2 Arbeitsweise 22

5. Resveratrol der Yucca 23
5.1 Vorkommen und Beurteilung 23
5.2 Arbeitsweise des Resveratrol 25
5.3 Bedeutung für die Zelle 27

6. Salvestrole 28
6.1 Salvestrole gehören zu den Phytoalexinen 28
6.2 Schlüsselsubstanz Resveratrol 30
6.3 Wenig Salvestrole in der Nahrung 32

7. Einsatzbereiche für Yucca Schidigera 34
7.1 Neue Erkenntnisse und Erfahrungen 34
7.2 Hilfe für Zappelphilipp und Traumsuse 37
7.3 Gebiss- und Mundpflege mit Yucca-Pulver 41
7.4 Du bist so jung wie Deine Gefäße! 45
7.5 Unser Darm als Basis der Gesundheit 55
7.6 Wie geht es Ihrer Leber? 62

7.7	Rheuma in seiner Vielfalt	77
7.8	Fasten, Entschlacken, innere Hygiene	85
7.9	Säuren und Basen in Balance	88

8\. Gutes Trinkwasser – für die Gesundheit unabdingbar ... 92

9.	Yucca Schidigera-Kombinationen	98
9.1	Yucca Schidigera mit Ingwer	98
9.2	Yucca Schidigera mit Gerstengrassaft	104

10\. Abschließende Gedanken ... 111

Blick zurück: Heinz-Dieter Bartels,
Autor, Biologe ... 113

Blick voraus: Prof. Dr. Reinhard Schmitz-Scherzer,
Gerontologe ... 115

Literatur und nützliche Quellen ... 117

Glossar ... 121

Gesundheit aus der Wüste
Eine Palmlilie fördert Gesundheit, Wohlbefinden und Leistung bei Jung und Alt

1. Gesellschaft heute

Wohlstandsfolgen und der überforderte Sozialstaat haben dazu geführt, dass der einzelne Bürger in seiner Eigenverantwortung und Selbsthilfe mehr gefordert werden muss. Prävention und Mithilfe bei gesundheitlichen Problemen sind angesagt. Voraussetzungen dafür sind aber Wissen und Erkenntnisse zu den grundlegenden Fakten und Vorgängen des eigenen Körpers. Hier zeigen sich große Defizite bei Jung und Alt.
Übergewicht, Adipositas, Bluthochdruck, Diabetes, Rheuma in seiner Vielfalt und die Arteriosklerose als bedeutendes Grundübel nehmen stark zu, abgesehen von noch einer Vielzahl anderer chronischer Erkrankungen. Neue Krankheitsbilder werden wie Modedesigns dargestellt, wie z. B. Fibromyalgien oder Restless Legs. Ganz bedenklich sind Zustand und Aufklärung unserer jungen Generation hinsichtlich gesundheitlicher Grundlagen.
Wohlstand und moderne Lebensweise fordern einen gewissen Tribut, den wir möglichst gering halten sollten. Dazu müssen wir uns immer wieder darum bemühen, die natürlichen Grundlagen nicht nur der allgemeinen Umwelt, sondern auch eben unserer eigenen kleinen Um- und Innenwelt in Ordnung zu halten. Das ist leichter gesagt als getan, zumal die Neuerungen oft so verlockend sind. In fast allen Lebensbereichen, sei es Ernährung, Kleidung, Technik, Medien oder Informatik und

besonders der Arbeitsbedingungen, werden wir immer neu gefordert.

Ganz entscheidend ist deshalb, dass wir uns bemühen, das Beste aus den Gegebenheiten zu machen. So ist der bequeme Weg nicht immer der beste, der Verzicht aber oftmals die bessere Wahl.

Hier ein **Szenarium aus dem Alltag**, um das wir oftmals kaum herumkommen. Bei Überlastung des Organismus durch zu viel Essen können eigentlich im Dünndarm zu resorbierende Nahrungsstoffe in den Dickdarm gelangen. Dort kommt es dann durch massives Bakterienwachstum zu Gärung und Fäulnis. So bilden sich aus den fehlgeleiteten Nahrungsteilchen Blähungen, belastende Toxine, giftige Ammoniakverbindungen, wechselnde Stuhlbeschaffenheit und Obstipation. Mögliche Folgen sind Kopfschmerzen, Abgeschlagenheit, Konzentrationsschwäche, Müdigkeit, Allergien oder Ekzeme. Aus der Kette von Über- und Fehlernährung, Überlastung von Dünn- und Dickdarm, Autointoxikation und Basendefizit können sich chronische Krankheiten entwickeln. Der Darm mit seiner großen Kontaktfläche zu Stoffen aus der Umwelt und die Leber als zentrales Chemielabor spielen besonders heute für Gesundheit und Wohlbefinden eine entscheidende Rolle. Vielen Menschen ist nicht gegenwärtig, dass Meteorismus oder Kotstau durch Gasblasen ernsthafte oder gar bedrohliche Zustände hervorrufen können.

2. Geschichte der Heilkunde und Medizin

Das oben angeführte Geschehen ist ein uraltes Problem der Menschheit. Kein Wunder, dass gerade Ernährung, Verdauung, Verstoffwechselung und Ausscheidung für Heilkunde und Medizin mehr oder weniger im Vordergrund bei **Ursachenforschung und Therapie** standen.

Für Patienten und Therapeuten ist es heute schwierig, durch die vielfältigen Angebote von Medizin und Heilkunde zu finden, Spreu von Weizen zu trennen. Diese Zeilen mögen dienlich sein, das jeweils Richtige, entsprechend der Individualität des Betroffenen, herauszufinden, Wege zu weisen und beim Begehen dieser in eigener Regie zu helfen.

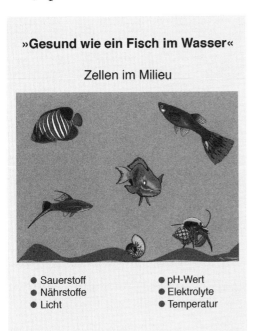

Das Leben der Zierfische in einem Aquarium zeigt in einfacher Weise, worauf es ankommt. Die Guppys sind farbenprächtig und vermehrungsfreudig, wenn das **Milieu** in seiner Vielfalt stimmt. So ergeht es auch unseren Körperzellen in ihrem Milieu mit seinen verschiedenen Ausprägungen und Formen, sei es im Blut, in der Lymphe oder im Grundgewebe. Von der Ganzheit zur Individualität, vom Organismus zur Zelle oder sogar zu den Mikrosomen. Hier beginnen schon die Schwierigkeiten der Interpretation, die Unterschiede der Sichtweisen von Humoralphysiologie und Solidarphysiologie.

Ein Blick in die **Geschichte der Heilkunde und Medizin** zeigt den Wechsel in ihrer Entwicklung. Hippokrates als Vertreter der Lehre von den Körpersäften im Rahmen der Humoralphysiologie über Paracelsus zu Virchow und Linus Pauling, die besonders die Solidarphysiologie zur Grundlage der Medizin machten. Die sogenannte Zellular-Medizin ist die schärfste Ausprägung, unter Vernachlässigung der verschiedenen Daseinsebenen und des Milieus.

In der Neuzeit bildete sich parallel zur Hochschulmedizin in gewisser Hinsicht eine **Renaissance der Humoralmedizin** heraus, die heute immer mehr zum Tragen kommt. Hier sei zunächst der französische Forscher Claude Bernard (1813 – 1878) mit seinem Ausspruch „Das Bakterium ist nichts, das Terrain alles!" genannt. Er stellte damit die Bedeutung des Milieus für Gesundheit und Krankheit heraus. Professor Dr. **Günther Enderlein** (1872 – 1968) prägte dann in besonderer Weise durch seine Forschungen als Zoologe und Arzt die Rückbesinnung von der Zellularpathologie Virchows zur Humoralphysiologie und Milieutherapie im Rahmen seiner Zyklogenie mit Symbioselenkung und Regulationsmedizin. Heute kommt man wieder darauf, dass die Wahrheit von gestern auch die Grundlage der Wahrheit von heute ist. Das Leben ist ein ständiger Wandel, im Rahmen seiner zu respektierenden Grundlagen.

So finden gerade auch die Phyto- und Ernährungstherapie mit dem Einsatz von bestimmten sekundären Pflanzenstoffen, den Phytaminen oder Salvestrolen, immer mehr Anklang. Ja, es hat sich direkt ein Markt der Nahrungsergänzungsmittel entwickelt, der jedoch sehr kritisch zu betrachten ist.

Die Pflanzenheilkunde oder Phytotherapie erfreut sich heute, dank des vermehrten Umweltbewusstseins, zunehmender Beliebtheit. Seit Jahrtausenden nutzt der Mensch Pflanzen mit ihren heilenden Kräften. Reiche Erfahrungen und Erfolge bestätigen den Nutzen dieser Therapierichtungen. So prägten besonders im 5.–4. Jh. v. Chr. **Hippokrates** mit dem Zitat „Unsere Nahrungsmittel müssen Heilmittel, unsere Heilmittel müssen Nahrungsmittel sein!" und **Paracelsus** im Jahre 1538 mit seiner Aussage „Alle Dinge sind Gift, und nichts ohne Gift, allein die Dosis macht, dass ein Ding kein Gift!" die Geschichte der Pflanzenheilkunde. Heute gewinnen Heilkräuter wieder mehr an Bedeutung, und „Gesundheit aus dem Kräuter- und Gemüsegarten" ist angesagt. Durch diese Bindung an die Natur werden Selbsthilfe und Eigenverantwortung für die Gesundheit gestärkt. Nun sind altbekannte Arzneipflanzen wie Fingerhut, Maiglöckchen oder Johanniskraut schon lange fest in Heilkunde und klassische Medizin integriert.

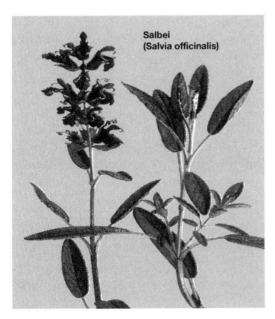

Salbei – Salvia officinalis

Eine hervorragende Rolle spielte in der Naturheilkunde des Mittelalters die später heilig gesprochene Klosterfrau und Äbtissin **Hildegard von Bingen**. Sie nutzte in besonderem Maße das Heilkraut Salvia officinalis. Salbei findet sich in vielen ihrer Heil bringenden Rezepte wieder. Heute wissen wir, dass diese Heilpflanze in erster Linie durch den Gehalt an **Saponinen** so erfolgreich in der Heilkunde eingesetzt wurde. Diese Phytamine spielen in der Gegenwart wieder eine segensreiche Rolle. Sie sind in verschiedenen Wildpflanzen und Gemüsearten in unterschiedlichen Ausprägungen zu finden. Wir wissen neuerdings, dass in Hülsenfrüchten Saponine in besonders wirksamer Form vertreten sind. Doch wer isst heute noch Erbsen und Bohnen in dem Maße wie unsere Vorfahren? Daher kommen die innerlich reinigenden Kräfte der Saponine im Rahmen der modernen Ernährung kaum noch zum Tragen. Forschungsarbeiten an der Universität Gießen befassen sich seit vielen Jahren mit den Saponinen in Nahrungspflanzen und ihrer Bedeutung für unsere Gesundheit.

3. Yucca Schidigera

3.1 Botanik und Geschichte der Palmlilie

Als Pflanzenzüchter und später als Heilpraktiker habe ich immer wieder nach außergewöhnlichen Pflanzen gesucht, besonders auch aus persönlichem Interesse, da ich durch Kriegsfolgen eine schwere Schädigung der Leberfunktionen davontrug. Vor 20 Jahren bekam ich reines Pulver aus der Palmlilie Yucca Schidigera in die Hand, ein Importprodukt aus den Hochwüsten des Südwestens der USA. Diese von den Indianern als „Königin der Wüste" benannte Pflanze aus der Familie der Agavengewächse bringt mit ihrem relativ hohen Gehalt an Saponinen und Resveratrol so wie weiteren Salvestrolen erstaunliche biologische und physikalische Eigenschaften mit sich, die der Gesundheit kausal dienlich sein können. Man unterscheidet ca. 40 verschiedene Yucca-Arten. Die hier beschriebene

Spezies Yucca Schidigera gehört zu den Palmlilien. Sie kann die Größe von über einem Meter erreichen, und während der Blütezeit bietet sie einen besonders schönen Anblick. Zur generativen Vermehrung bildet die Yucca Samen und am Grund der Blattrosetten vegetative Ableger. Diese sogenannten Kindel garantieren in der unwirtlichen Wüste das Fortbestehen der Pflanze. Die Rosetten der Mutterpflanze, die erst nach 12 bis 15 Jahren jeweils einen hohen Blütenstand bilden, sterben nach Reife der Samen ab. Ihre Blätter fallen auf den Boden und ergeben wiederum eine Nahrungsgrundlage für die nachwachsenden Ableger. Diese Generationen überdauernde Vitalität ist eine der Grundlagen für die Vielseitigkeit dieser Heilpflanze. Durch ihren ständigen Überlebenskampf ist der hohe Gehalt an wertvollen Inhaltsstoffen zu erklären. Hier nun ein ergänzendes Porträt dieser außergewöhnlichen Pflanze, zusammengestellt aus der amerikanischen Literatur.

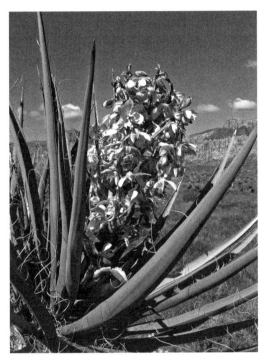

Yucca Schidigera

Yucca Schidigera, eine Nutz- und Heilpflanze der Indianer
In den unwirtlichen Wüstengebieten des Südwestens der Vereinigten Staaten ist die Yucca-Pflanze beheimatet. In diesen

von extremen klimatischen Bedingungen gekennzeichneten Gebieten mit drastischen Temperaturschwankungen zwischen Tag und Nacht sowie extremer Trockenheit können nur wenige Pflanzen überleben. Nur nach den seltenen Regenfällen erblickt das Auge eine üppige Pflanzenvielfalt. Während der langen Trockenperioden bestimmt jedoch die Yucca, die „Königin der Wüste", das Bild dieser Landschaft.

Seit Tausenden von Jahren dient die Yucca den indianischen Ureinwohnern nicht nur als wichtige Nutzpflanze, sondern auch als Heilpflanze für alle möglichen Beschwerden und Krankheiten. Sie war für die Ureinwohner ein wahres **Lebenselixier.**

Besonders Gelenkschmerzen, Entzündungen, Hautausschläge und Altersleiden wurden gelindert. Alle Teile der Pflanze, wie Blüten, Blätter, Stamm und Wurzeln, wurden roh gegessen oder zu einem Sud bzw. Tee aufgekocht und getrunken. Auf langen Wanderungen nutzten die Indianer die Yucca als Vitalquelle. Breiumschläge aus Yucca waren ein traditionelles Heilmittel. Heute wissen wir, dass neben dem hohen Basengehalt das Chlorophyll, zahlreiche Mineralstoffe, Spurenelemente, Enzyme, Vitamine und besonders Saponine, Resveratrol und Glucosamine den guten Ruf dieser Pflanze begründet haben.

Es waren hauptsächlich die **Saponine** und das **Resveratrol**, die die Yucca Schidigera für den Menschen so hilfreich werden ließen. Man unterscheidet ca. 200 chemisch verschieden strukturierte Arten von Saponinen. Nur wenige Saponinformen sind für den Menschen unverträglich. Von den in der Yucca Schidigera enthaltenen Saponinen sind keine unerwünschten Wirkungen bekannt. Auch in Lebensmitteln, die wir alltäglich zu uns nehmen, sind Saponine enthalten. So z. B. in Erbsen, Bohnen, Tomaten, Kartoffeln und Hafer, um nur einige zu nennen. Den etwas bitteren Geschmack verdankt der Spargel seinen Steroidsaponinen. Heilende Hausmittel aus Europa und Asien, wie Knoblauch, Ginseng und Jamswurzel, sind ebenfalls saponinhaltig. Von der amerikanischen Aufsichtsbehörde FDA (Food and Drug Administration), vergleichbar mit dem Bundesgesundheitsamt in Deutschland, ist Yucca Schidigera als Nahrungszusatz zugelassen und als unbedenklich klassifiziert worden.

Dr. med. Bingham, man kann wohl sagen, ein »Yucca-Enthusiast«, hat sich Zeit seines Lebens mit der Yucca Schidigera befasst. Er studierte an der Universität von Colorado in Denver Medizin. In seiner Eigenschaft als Leiter des „National Arthritis Medical Center" und der „Desert Hot Springs Medical Clinic" führte er zusammen mit seinem Kollegen Dr. Bellew im Jahre 1975 eine Doppelblindstudie an 165 Rheuma- und Arthritispatienten durch. Der jüngste Patient war 11 Jahre alt, der älteste 92 Jahre. Ein Teil der Patienten bekam Yucca-Schidigera-Tabletten, ein anderer Teil ein unwirksames Placebo-Mittel. Die Studie erstreckte sich über einen Zeitraum von bis zu 15 Monaten. Schmerzlinderung und bessere Beweglichkeit durch Abschwellen sowie Minderung der entzündlichen Prozesse zeigten sich bei 65% der Betroffenen.

Nach Abschluss der Studie wurden Tausende Rheumapatienten von Dr. Bingham und anderen Medizinern mit Yucca Schidigera behandelt. Bei keinem traten unerwünschte Nebenwirkungen auf. Überraschenderweise zeigten sich teils deutliche Senkungen des Cholesterinspiegels und der erhöhten Blutdruckwerte.

Amerikanische Ärzte und Wissenschaftler sprechen im Zusammenhang mit den **Steroidsaponinen** der Yucca Schidigera von einer Art „natürlichem Kortison". Tatsächlich ähnelt der strukturelle Aufbau der in der Yucca enthaltenen Saponine der des Kortisons, jedoch glücklicherweise ohne dessen extreme Nebenwirkungen.

Objektive Resultate wurden besonders im veterinärmedizinischen Bereich erzielt. In der Humanmedizin wird von Erfolgen durch Yucca-Gaben in Form von Extrakten, Pulvern, Kapseln und Tabletten bei verschiedenen Stoffwechselstörungen, Diabetes, Leber-Galle, Hypercholesterinämie, Bluthochdruck, Arteriosklerose, Ekzemen und dem rheumatischen Formenkreis berichtet. Durch Senkung des Ammoniakgehaltes im Stoffwechselgeschehen werden anscheinend Leber- und Nierenfunktionen entlastet. Sicher ist, dass die Saponine der Yucca Schidigera die Oberflächenspannung im Magen-Darmtrakt reduzieren, und man spricht davon, dass Giftstoffe regelrecht „ausgewaschen" werden.

Zusammenfassung aus dem „Journal of Inflammation"
Yucca Schidigera ist eine medizinische Pflanze, die heilsame Wirkung in der Prävention und Heilung von Arthritis haben kann. Aktive Bestandteile der Yucca umfassen steroidale Saponine und Polyphenole genauso wie Resveratrol und Yuccaole. Saponine können eine anti-arthritische Wirkung haben, verbunden mit ihrer anti-protozoonalen Wirkung. Yucca-Phenole können mehrere Rollen in der anti-arthritischen Wirkung haben. Sie hemmen NFkB, einen Transkriptionsfaktor, der iNOS anregt, ein inducible Enzym, das den entzündlichen Wirkstoff Stickoxid herstellt. Yucca-Phenole sind auch Antioxidationsmittel und schwemmen freie Radikale aus, die helfen, reaktive Sauerstoffspezies (ROS), die entzündliche Vorgänge hervorrufen, zu unterdrücken. Die Volksheilkunde und anekdotenhafte Berichte sagen aus, dass das gesamte Yucca-Pflanzenpulver in

der Vorbeugung und Behandlung von Arthritis hilft. Weitere Studien über die anti-arthritische Wirkung der Yucca sind garantiert.

Quelle: *Entzündungshemmende und antiarthritische Wirkungen von Yucca Schidigera.*
P.R. Cheeke, S. Picante und W. Olesze,
Veröffentlicht im „Journal of Inflammation" vom 29. März 2006

Eigenschaften von YUCCA Schidigera

Wirkstoffe
- Saponine
- Polyphenole
- Resveratrol (s. OPC)
- weitere Phytamine

Volle Wirkung nur in toto!
- entzündungshemmend
- antiarthritisch
- antiprotozoonal (unterdrückt Parasiten)
- antibiotisch
- antimykotisch (nicht als Extrakt)

Wirkungsweise
- biologisch und physikalisch
- nicht chemisch/medikamentös
- oberflächenaktiv – entspannt/schäumt
- löst, emulgiert

In der Tierhaltung
- verbessert Futterverwertung
- Reduktion von Ammoniak (siehe Darm)
- hemmt grampositive Bakterien
- beseitigt Protozoen und Nematoden (auch im Boden)
- wirksam wie Antibiotikum Metronidazol
- senkt Cholesterin LDL
- antiarthritisch bei Hunden und Pferden

3.2 Das Yucca-Pulver und seine Qualität

Für Qualität und Gehalt an Inhaltsstoffen des Pulvers, das sei betont, sind **der Standort und die Aufbereitung** maßgebend. Yucca-Produkte von Yucca-Pflanzen aus Monokulturen in Mexiko, unter milden klimatischen Bedingungen aufgewachsen und kultiviert, bringen nicht die Saponin-Qualität bzw. auch nicht den prozentualen Anteil in der Pflanzenmasse. Diese Pflanzen sind nicht gezwungen, starke **Abwehrkräfte** durch die Bildung besonderer sekundärer Pflanzenstoffe auszubilden. Durch Pestizide und Insektizide werden sie geschützt und durch Zusatzdünger gemästet, um große Erntemengen zu erzielen. Unter den extremen Lebensbedingungen der Hochwüsten entwickelt die Yucca Schidigera einen besonders hohen Anteil wirksamer Phytamine, u. a. als Saponine und Resveratrol. Diese Erkenntnisse zu den Zusammenhängen von Wirkstoffqualität und Aufwuchsbedingungen wurden durch die Erfahrungen mit Gemüse, Obst und Heilkräutern aus biologischem oder Demeter-Anbau bestätigt. Dazu später detaillierte Ausführungen zu den sogenannten Salvestrolen.
Meines Wissens hat die Firma EGYM unter der geschützten Bezeichnung „GOLDEN YACCA" den Alleinvertrieb für das qualitativ hochwertige Yucca-Pulver der Yucca Schidigera aus den oben genannten Extremgebieten erworben.

4. Saponine der Yucca Schidigera

4.1 Eigenschaften

Doch nun zu Untersuchungen und Erfahrungen, die mit dieser außergewöhnlichen Pflanze in Europa gemacht wurden. Nach Angaben aus dem BLV-Buch und dem Pharmaindex von 1992 treten in Pflanzen Steroid-Saponine auf, die mit den Nebennierenrinden-Hormonen verwandt sind. Es werden folgende Pflanzen und ihre Indikationen aufgeführt:

Pflanzen mit SAPONINEN:
– **Birkenblätter** und **Spargel** diuretisch, bei Rheuma
– **Rote Bete, Segge, Quecke** bei Bronchitis, bei Rheuma
– **Efeu** entkrampfend bei Bronchitis u. Keuchhusten, Rhinitis
– **Primula veris** Wurzel reich an Saponinen, Diurese, Neuralgien, Husten
– **Cyclamin der Alpenveilchen** homöopathisch bei Migräne, Rheuma; Hämorrhoiden, Koliken
– **Aescin der Rosskastanie** Ödem hemmend, Venen tonisierend
– **Seifenkraut** emulgierend, diuretisch, Expectorans
– **Solidago** diuretisch und bei Rheuma (Nierenmittel)
– **Bellis** und **Viola arvensis** bei Ekzemen, Milchschorf, Husten
– **Ginseng** und **Eleutherococcus** als Stärkungsmittel
– **Salbei officinalis** aktiviert Nieren und Nebenniere und reinigt Schleimhäute

Zu nennen sind hier auch bekannte Gemüse und Teepflanzen, die, wie schon erwähnt, seit Jahren an der Universität Gießen auf Saponinformen und deren Auswirkungen im Rahmen der Ernährung untersucht werden.

Hafer, Sojabohnen, Erbsen, Linsen, Buschbohnen, Spinat, Knoblauch, Zwiebel, Lauch und Spargel enthalten Saponine. Auch Grüntee und Schwarztee haben neben anderen wertvollen Phytaminen Saponine. Der Grüntee ist dem Schwarztee aus gesundheitlicher Sicht vorzuziehen, da er kaum Fermentationsprodukte enthält, die als Fäulnisstoffe belastend wirken können.

Den Saponinen werden allgemein folgende Eigenschaften zugeschrieben:

– sie sind schaumbildend;
– vermindern die Oberflächenspannung;
– erhöhen die Durchlässigkeit von Membranen;
– werden durch Cholesterin gebunden und unlöslich;
– reizen Schleimhäute (Niespulver);
– wirken diuretisch;
– erhöhen und beschleunigen die Resorption anderer Wirkstoffe;
– führen zu besserer Ausnutzung von Ca, Si und Herzglykosiden;
– fördern die Verdauung (Spargel, Tomate, Spinat, Bohnen);
– wirken entkrampfend (Efeu, Süßholz, Schwarzkümmel);
– sind entzündungswidrig (Rosskastanie);
– helfen bei Hautunreinheiten (Ekzeme, Milchschorf);
– hemmen Pilz-, Bakterien- und Virenwachstum;
– können hämolytisch wirken (Cyclamen).

Gegenwärtig sind bis zu 60 verschiedene Saponinarten beschrieben (Biologe Kimura), die von unterschiedlicher Wirkung auf Lebewesen sein können. So ist von dem Saponin der Cyclamen (Alpenveilchen) bekannt, dass es für den menschlichen Organismus gefährlich sein kann. Es wirkt hämolytisch, d. h., dass Erythrozyten zerstört werden. Auch die Saponine der Rosskastanie oder des Efeus können bei zu hoher Dosierung schaden. Entsprechende Arzneimittel unterliegen daher besonderen Kontrollen. Die Saponine der Yucca Schidigera sind absolut ungiftig. Sie wurden an verschiedenen Instituten und Universitäten entsprechenden Untersuchungen unterworfen. Zu große Mengen des Pulvers könnten, wie auch beim zu starken Salbeitee, zu Schleimhautreizungen führen.

Yucca-Saponine
Yucca Schidigera stellt mit Terpen-Steran-Saponinen und Resveratrol eine wirkungsvolle Kombination bioaktiver Pflanzenstoffe dar. Diese Kombination dient hervorragend unseren vitalen Bedürfnissen und gibt vielseitigen Schutz vor krankmachenden endogenen und exogenen Einflüssen.

Besondere Merkmale:
– Aktivierung und Steigerung des Stoffwechsels.
– Erhöhung der Darmresorption und Nährstoffverwertung.
– Bessere Aufnahme der angebotenen Nährstoffe.
– Förderung von Entsorgung und Entgiftung.
– Lösen und Ausscheiden von Cholesterin.
– Neutralisation belastender Stoffwechselsäuren.
– Lösen und Ausleiten von Toxinen und Ablagerungen.
– Schutz besonders für Sehnen, Bänder, Kapseln und Knorpel.

– Aufbau eines körpergerechten Milieus.
– Abwehr von Parasiten und pathogenen Mikroorganismen.

4.2 Arbeitsweise

Oft bin ich gefragt worden, wer mir die Gewissheit gibt, dass die Saponine der Yucca Schidigera tatsächlich physikalisch und biologisch so eindrucksvolle Eigenschaften aufweisen. Durch einfache Versuche können Sie nachweisen, dass das Pflanzenpulver der Yucca wie die modernen Detergenzien oder als Emulgator wirkt.
Geben Sie in ein Glas Wasser Yucca-Pulver, schütteln die Lösung kräftig und beobachten. Es wird sich eine starke Schicht Schaum an der Oberfläche bilden, die, je nach Saponingehalt des Pulvers, sich länger oder kürzer stabil hält. „Sapo" kommt aus dem Lateinischen und heißt Seife.
In einem weiteren Versuch geben Sie Wasser und Speiseöl in ein Glas. Das Öl wird sich als Schicht auf dem Wasser absetzen. Nun fügen Sie etwas Yucca-Pulver hinzu. Was zeigt sich? Die Saponine heben die Oberflächenspannung des Wassers auf, und dadurch vermischen sich Öl und Wasser. Sie emulgieren. Gerade die Aufhebung der Oberflächenspannung ist für die so positiven Einwirkungen der Saponine auf die Schleimhäute, Gefäßwände und Darmmukosa ausschlaggebend. Dazu später mehr.

Abschließend zu den Beurteilungen der wertvollen Eigenschaften der Yucca Schidigera sei nochmals betont, dass für diese Qualitäten Herkunft und Verarbeitung maßgebend sind. Das Yucca-Pulver und ein gutes Trinkwasser bester Qualität gehören unbedingt zusammen; denn nur in dieser Kombination können sich die Kräfte der Yucca voll entfalten und entsprechend unserer Gesundheit dienlich sein. Durch ein Wasser mit möglichst kleinen Clustern, also Molekülgruppen, wird das Yucca-Pulver am besten aufgelöst, da diese kleinstrukturierte Quellwasserform am intensivsten Stoffe durchdringen kann.

Das Saponin der Yucca hebt die Oberflächenspannung des Wassers auf, ein rein physikalischer Vorgang. Dadurch wird das Eindringen dieser Lösung in Schleimhäute oder andere Gewebe begünstigt. Entsprechend können die Saponine optimal lösen und reinigen. Warmes Wasser ist besonders förderlich. Nicht nur das Lösen von Ablagerungen wird so begünstigt, sondern auch deren Ausscheidung. Einen besonderen Effekt hat die Aufhebung der Oberflächenspannung, also der Kohäsion der Wassermoleküle, auch im Bereich der Gefäßintima und der Darmmukosa. Die Anlagerung von Stoffwechselabfallstoffen und pathogenen Mikroorganismen oder Parasiten durch Andocken bzw. Adhäsion wird erschwert. Dazu später mehr.

5. Resveratrol der Yucca

5.1 Vorkommen und Beurteilung

Schon in der oben angeführten Veröffentlichung des *„Journal of Inflammation"* von 2006 wurde das Phytamin Resveratrol als bedeutender Wirkstoff der Yucca Schidigera genannt und beschrieben. Zur gleichen Zeit kamen zahlreiche Veröffentlichungen zu diesem sekundären Pflanzenstoff werbewirksam in Verbindung mit dem Genuss von Rotwein und opulenten Mahlzeiten auf den Markt. Besonders wurde mit Hilfe dieses Inhaltsstoffs der gesundheitliche Wert des Rotweins positiv und überzeichnet herausgestellt. Verschwiegen wird allerdings allgemein, dass die nachgewiesenen pharmakologischen und biologischen positiven Eigenschaften des Resveratrol auch aus anderen Quellen zu nutzen sind, ohne den eindeutig nachteiligen Auswirkungen des Alkohols ausgesetzt zu sein. Hier bedarf es noch nachhaltiger Aufklärung.

Für die „Königin der Wüste" bedeuten die neuen Forschungsergebnisse eine ungemeine Aufwertung; denn die Yucca Schidigera enthält im Vergleich zum Rotwein oder den Schalen der roten Trauben wesentlich mehr Resveratrol und dazu, das sei noch angemerkt, die beschriebenen Saponine und weitere Salvestrole. Ein Gramm Pulver der Yucca Schidigera aus Teilen der ganzen Pflanze enthält durchschnittlich 3,2 mg Resveratrol. Hier ist zu beachten, dass Naturprodukte im Gehalt ihrer Wirkstoffe teils Schwankungen unterworfen sind. Ein Liter Rotwein enthält im Durchschnitt dagegen etwa 1 mg. Bei einer Bedarfsdeckung von Resveratrol dürfte dann u. U. ein Rausch mitgeliefert werden.

Yucca Schidigera stellt mit seinen Terpen-Steran-Saponinen und dem Resveratrol eine wirkungsvolle Kombination bioaktiver Pflanzenstoffe dar. Diese Kombination dient hervorragend unseren vitalen Bedürfnissen und gibt vielseitigen Schutz vor krankmachenden endogenen und exogenen Einflüssen.

Wissenschaftler aus den USA, Italien und Polen entdeckten vor Kurzem, dass sich in der Rinde der Yucca Schidigera auch ein sehr hoher Anteil von Resveratrol befindet. In dieser Studie über die antioxidativen Eigenschaften von Yucca Schidigera ermittelten die Forscher für das handelsübliche Yucca-Pulver

aus der ganzen Pflanze einen Wert von 3,2 mg Resveratrol pro 1 g Yucca-Pulver.
Resveratrol wurde schon früher in Trauben gefunden, und man nimmt an, dass es ein Phytoalexin ist, das durch die Pflanze erzeugt wird, um sich vor Pilzbefall zu schützen. In der Yucca sind diese Zusammensetzung sowie seine Methoxy-Derivative und die Yuccaole ausschließlich in der Rinde zu finden. Da die Yucca-Rinde ein Bestandteil des handelsüblich erhältlichen Yucca-Pulvers ist, sind diese Inhaltsstoffe ebenfalls in diesem Produkt vorhanden; sie sind nicht vorhanden in Yucca-Extrakten, die durch maschinelle Extraktion gewonnen werden.
Resveratrol ist in den Blickwinkel der Forschung zur Prävention altersbedingter Erkrankungen gerückt, denn es aktiviert – ebenso wie bei einer kalorischen Restriktion (Dürreperioden bei Pflanzen, Hungersnöte) – bestimmte Enzyme, sogenannte Sirtuine, die lebensverlängernde Funktionen in Gang setzen. Durch Verlangsamung des Zellmetabolismus und einer Verstärkung der Zellatmung wird der Körper unterstützt, um u. a. Reparaturmechanismen wie die Behebung von DNA-Schäden in Gang zu setzen. Sirtuine verlängern die Zellebenszeit, um Schäden zu reparieren (Gene-Silencing), wodurch indirekt altersbezogenen Erkrankungen vorgebeugt wird.

5.2 Arbeitsweise des Resveratrol

Resveratrol arbeitet als Phytoalexin, das heißt, es ist ein Teil des pflanzeneigenen Immunsystems, welches die Pflanze vor schädigenden Einflüssen schützt. Das können Pilze, Bakterien und Virusinfektionen sein, aber auch Insekten, freie Radikale und schädigende Umwelteinflüsse. Gegen all diese Bedrohungen ist die Pflanze durch Resveratrol und Saponine geschützt; mit diesen abwehrstärkenden Fähigkeiten schützt es aber in gleicher Weise auch den Menschen, der das Resveratrol zu sich nimmt. Es wirkt sich dabei positiv auf das Herz-Kreislauf-System, den Fett- und Cholesterinstoffwechsel, die Vorbeugung von Krebs, entzündlichen Prozessen sowie auf die Lebensverlängerung von Zellen aus.

Resveratrol gehört zu den besonders hoch wirksamen Radikalfängern aus der Natur und ist daher in der Lage, oxidativen Stress zu minimieren. Aufgrund der vielfältigen pharmakologischen Wirkungen von Resveratrol werden Risikofaktoren betreffend Herz, Gefäße, Blutdruck, Demenz und entzündliche Prozesse vermindert. Auch konnte in Tiermodellen und Zellkulturen gezeigt werden, dass eine Karzinomentstehung verhindert werden kann. Neben diesen vielfältigen positiven Eigenschaften hat Resveratrol in jüngster Zeit als natürlicher Anti-Aging-Faktor wissenschaftliches Interesse geweckt. In verschiedenen Untersuchungen, u. a. von David Sinclair an der Harvard Medical School, konnte gezeigt werden, dass es die Lebenserwartung verschiedener Organismen deutlich erhöht, indem es unter anderem den Alterungsprozess in den Zellen verlangsamt.

Pharmakologische Wirkungen von Resveratrol:
– schützt vor Herz- und Gefäßverkalkung (Demenz)
– normalisiert HDL und LDL
– direkte und indirekte gefäßerweiternde Wirkung
– Hemmung der Thrombozytenaggregation
– vorbeugend (Darm, Brust, Prostata, Haut, Lunge)
– Antitumorwirkung (Tumorwachstum gehemmt, Apoptose gefördert)

– entzündungshemmend (COX1- und COX2-Hemmung)
– starkes Antioxidans (sowohl fett- als auch wasserlöslich)
– dosisabhängige phytoöstrogene Effekte

5.3 Bedeutung für die Zelle

Das Resveratrol ist ein hochwirksames Anti-Aging-Mittel – zumindest bei Fischen: Die Substanz kann das Leben der Tiere um fast sechzig Prozent verlängern, hat ein italienisches Forscherteam beobachtet.
Quelle: Dario Valenzano, Universität Pisa et. al.:
Current Biology, Bd. 16, S. 296.

Gleichzeitig bleiben die Fische bis ins hohe Alter gesund und zeigen praktisch keine Altersbeschwerden wie Bewegungsstörungen oder nachlassende Lernfähigkeit. Damit konnte zum ersten Mal nachgewiesen werden, dass Resveratrol auch bei Wirbeltieren lebensverlängernd wirkt, ein Effekt, der zuvor nur bei Fliegen und Würmern beobachtet worden war.
Lange Zeit war nicht bekannt, auf welche Weise Kalorienrestriktion lebensverlängernd wirkt. Der Mechanismus wurde erst in den letzten Jahren aufgeklärt. Im Wesentlichen besteht er in einer Form des »gene silencing«. Über die Induktion von Nicotinamid (NAD) bewirkt Kalorienrestriktion (KR) in erster Linie eine Aktivierung sogenannter Sirtuine (SIR). Unter deren Einfluss kommt es in der Zelle zu einer vermehrten DNA-Reparatur, wodurch die Einzelzelle länger überlebt. In der Folge verlängert sich die Lebensspanne des Organismus. Dieser Mechanismus wurde zunächst an den klassischen Versuchsmodellen genetischer Forschung (Bäckerhefe, Fadenwurm, Taufliege)

erforscht, ist allerdings nach neuesten Studien offensichtlich universell wirksam.
Inzwischen wurde der Sirtuin-Mechanismus auch an Humanzellen nachgewiesen Sehr früh begann daher die Suche nach sogenannten KR-Mimetika. Dies sind Substanzen, die die gleichen biochemischen Prozesse aktivieren wie eine Kalorienreduktion, ohne dass der Mensch eine andauernde Hungerdiät einhalten muss. Fündig geworden sind die Forscher beim Resveratrol. Insbesondere die Arbeitgruppe um D. Sinclair konnte nachweisen, dass das Molekül bei niederen Organismen die gleiche lebensverlängernde Wirkung zeigt wie eine hypokalorische Kost. Der Vorteil der Supplementierung lag zudem darin, dass diese im Gegensatz zum Untergewicht die Fertilität nicht reduzierte.
Wichtig ist dabei natürlich, dass die gewonnene Lebensspanne auch gesunde Lebenszeit ist. Hierfür gibt es deutliche Anhaltspunkte. Danach geht eine Aktivierung des Sirtuin-Mechanismus nicht nur mit einer Verlängerung der Gesamtlebenszeit einher, sondern auch mit einer deutlichen Reduktion altersassoziierter Abbauvorgänge, insbesondere im Bereich der Neurodegeneration. Für Forscher und Anti-Aging-Mediziner wird Resveratrol somit mehr und mehr zu einer Schlüsselsubstanz für gesundes Altern.

6. Salvestrole

6.1 Salvestrole gehören zu den Phytoalexinen

Salvestrole machen Gemüse, Obst und Gewürzkräuter aus biologischem Anbau wertvoller. Auszug aus: „Bitter ist besser!"

„Die Salvestrole gehören zu den Phytoalexinen, Verbindungen, die eine Pflanze bildet, um sich vor Stressfaktoren wie Schimmelpilzen, Viren, Bakterien, UV-Licht und Insekten zu schützen (siehe Yucca Schidigera).
Beim Menschen können Salvestrole krebshemmend wirken: Tumorzellen sterben ab, während gesunde Zellen unbehelligt bleiben. Salvestrole sind bitter und treten in relevanten Mengen nur in biologisch angebautem Gemüse, Früchten und Gewürzkräutern auf. Personen, die Bioprodukte verwenden, sind gegen verschiedene Krebsformen wahrscheinlich besser geschützt als Personen, die sich für die konventionellen Produkte entscheiden. Hierbei handelt es sich um nicht vollwertige und einseitige Ernährung, einen zu geringen Verzehr von Gemüse und Obst und um krebserregende Stoffe in der Nahrung.
Englische Wissenschaftler haben einen wichtigen tumorselektiven Mechanismus entdeckt, mit dem bestimmte in unserer Nahrung enthaltene Phytonutrienten Krebszellen beseitigen. Gerade diese Phytonutrienten, die den Namen Salvestrole erhalten haben, sind in den letzten Jahrzehnten aus unserer Nahrung großenteils verschwunden, eine Ausnahme bilden Bio-Produkte. Anmerkung: Gleiches gilt für Heilkräuter!

Neues CYP1 B1-Enzym
Anfang der 1990er Jahre entdeckte Professor Dan Burke an der Universität Aberdeen in Tumorzellen einen neuen Typ des Cytochrom P450-Enzyms, das CYP1 B1-Enzym. Cytochrom P450-Enzyme sorgen im Körper für die Entgiftung körpereigener Metabolite und körperfremder toxischer Stoffe. Sie sind wegen der in der Leber stattfindenden Phase 1 des Fremdstoffmetabolismus hauptsächlich dort zu finden und kommen daneben in anderen Organen wie Dünndarm, Nieren und Lunge vor.

Von der synthetischen zur natürlichen Grundlage
Professor Potter entwickelte die erste synthetische Prodroge (DMU-135), die durch CYP1 B1 in einen wirksamen Tyrosinkinasehemmer umgewandelt wird, der Tumorzellen effektiv zum Absterben bringt. Der aktive Bestandteil in DMU 135 ist eine Stilbenstruktur.
Potter und Burke fragten sich, ob vielleicht auch in der Nahrung ähnliche Verbindungen vorkommen, die von CYP1 B1 zu zytotoxischen Stoffen aktiviert werden. Weshalb bekommen manche Menschen keinen Krebs?
Vielleicht repräsentiert das CYP1 B1-Enzym einen im Verlauf der Evolution entstandenen Selbstzerstörungsmechanismus in Krebszellen, um Zellen, die aus dem Ruder gelaufen sind, selektiv aus dem Weg räumen zu können. Wenn dies zutrifft, ist es eine logische Annahme, dass das CYP1 B1-Enzym Bestandteile aus der Nahrung verwendet, um die Tumorzelle zur Apoptose zu zwingen."

6.2 Schlüsselsubstanz Resveratrol

Das Team von Burke und Potter machte sich auf die Suche nach Nahrungsbestandteilen, die für Tumorzellen giftig sind und ein Substrat für CYP1 B1 darstellen. Im Jahr 2002 wurden die Ergebnisse der Untersuchung von Professor Potter publiziert, die nachweisen, dass Resveratrol von CYP1 B1 in den für Tumorzellen tödlich wirkenden Tyrosinkinasehemmer Piceatannol überführt wird. Das natürliche Phyto-Östrogen Resveratrol kommt u. a. in Weintrauben, Rotwein, Erdnüssen, Johannisbeeren, Pflaumen, einigen Pinienarten und in der Schale von Tomaten vor.

Resveratrol hat nachweislich antioxidative, entzündungshemmende, antivirale, neuroprotektive und chemopräventive Eigenschaften. Von Resveratrol wusste man bereits, dass es dazu beiträgt, die Bildung von Tumorzellen zu verhindern; in dieser Untersuchung wurde nun nachgewiesen, dass Resveratrol auch eine Rolle bei der Beseitigung von Tumorzellen spielt.
Die englischen Forscher haben inzwischen über zwanzig Phytonutrienten (Bioflavonoide, Carboxylsäuren, Stilbene, Stilbenoide) in Gemüse, Gewürzkräutern und Obst identifiziert, denen gemeinsam ist, dass sie nach Aktivierung durch CYP1 B1 in Krebszellen die Apoptose (Zelltod) induzieren.

Diese Gruppe von Phytonutrienten bekam den Namen Salvestrole (salve = gerettet, -strol von Resveratrol). Die oft bitter oder scharf schmeckenden Salvestrole gehören zu den Phytoalexinen, Stoffen also, die von Pflanzen zum Schutz vor Schimmelpilzen, Bakterien, Viren, Insekten und UV-Licht produziert werden. Diese Phytoalexine, die das Abwehrsystem der Pflanze darstellen, sind vornehmlich in den Schalen von Früchten, in Samen, Blättern und den äußeren Bereichen der Wurzeln zu finden. Sie sind natürlichen Ursprungs, für gesunde Zellen nicht toxisch und kommen in Nahrungsmitteln vor, die zur Krebsvorbeugung beitragen. Viele traditionelle Heilkräuter haben einen hohen Gehalt an Salvestrolen.
Bis jetzt wurde in In-vitro-Untersuchungen nachgewiesen, dass Salvestrole in Tumorzellen eine Apoptose induzieren.

Wirkungsmechanismus von Salvestrolen:

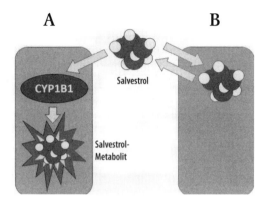

Krebszelle   gesunde Zelle

A: Ein Salvestrolmolekül wird aus dem Blutkreislauf in die Krebszelle aufgenommen und durch das CYP1 B1-Enzym zu einem tödlichen Toxin umgesetzt.

B: Ein Salvestrolmolekül wird aus dem Blutkreislauf in die gesunde Zeile aufgenommen, hier aber aufgrund des Fehlens des CYP1 B1-Proteins nicht verändert. Das Salvestrol verlässt die Zelle wieder, ohne diese geschädigt zu haben.

6.3 Wenig Salvestrole in der Nahrung

Pflanzenschutzmittel, wie z. B. Fungizide, haben den Salvestrolgehalt in den konventionell angebauten Gemüse- und Obstsorten drastisch gesenkt. Dies ist nicht verwunderlich, denn für die Pflanze besteht jetzt keine Notwendigkeit mehr, Phytoalexine zu bilden. Die gespritzten Lebensmittel enthalten wegen verbliebener Reste von Pflanzenschutzmitteln dagegen u. U. sogar krebserregende Stoffe.

Daneben haben Pflanzenselektion und Pflanzenveredelung in den letzten fünfzig Jahren dazu geführt, dass Pflanzensorten, die von Natur aus reich an bitteren Salvestrolen sind, nicht mehr so oft angebaut werden.

Die Nahrungsmittelhersteller entfernen Salvestrole wegen des Geschmacks, der Farbe und der „Reinheit" aus Nahrungsmitteln wie Fruchtsäften und Olivenöl. Der Geschmack wird süßlicher, ohne dass Zucker zugefügt werden muss. Raffinierte Nahrungsmittel enthalten in der Regel wenig bis keine Salvestrole.

Die Forschungsgruppe von Burke und Potter ist zu dem Schluss gekommen, dass die Nahrung heute 80 bis 90% weniger Salvestrole enthält, als dies vor 50 oder 100 Jahren der Fall war. Nur in biologisch angebauten, unverarbeiteten Nahrungsmitteln sind noch relevante Salvestrolmengen enthalten.

Die Abnahme der schützenden Salvestrole und die Zunahme krebserregender Stoffe haben möglicherweise zur Zunahme der Krebserkrankungen geführt. Um einen besseren Schutz vor Krebserkrankungen zu erreichen, ist es ratsam, dem Körper durch den Verzehr unverarbeiteter, biologisch angebauter Gemüse, Früchte und Gewürzkräuter mehr Salvestrole zuzuführen. Darüber hinaus können Konzentrate aus biologisch angebautem Gemüse oder Obst verwendet werden, das aufgrund seines hohen Salvestrolgehalt ausgesucht wurde.

Die Entdeckung der Salvestrole ist in jedem Fall ein weiterer Grund, sich für biologisch angebaute, frische und unverarbeitete Nahrungsmittel zu entscheiden.

Quelle: Petra de Jong, "Bitter ist besser", Supplement Nr. 54, 12/07

Der Auszug zum oben genannten Artikel, der auf Grundlage seriöser Forschungsergebnisse namhafter Institute und Forscher angefertigt wurde, enthält gravierende Aussagen zum hohen Wert der wild wachsenden Yucca Schidigera.
Neben den therapeutischen Ausführungen zu den Salvestrolen sind besonders die Angaben zur Ausprägung derer Eigenschaften wichtig. Sie beweisen, wie wichtig Herkunft und Verarbeitung sind. Die Yucca-Pflanzen wachsen, wie oben angeführt, unter extremsten Bedingungen in Hochwüsten auf und entwickeln dort ihre hilfreichen Abwehrkräfte, die wir dann dankbar nutzen können. Neben dem erwähnten Resveratrol gehören selbstverständlich auch die Yucca-Saponine zu den jetzt hoch gelobten Salvestrolen.

7. Einsatzbereiche für Yucca Schidigera

7.1 Neue Erkenntnisse und Erfahrungen

Nach so viel Theorie hier einige praktische Folgerungen und Erfahrungen zu den Ausführungen über die Eigenschaften und Wertigkeiten der Phytamine der Yucca Schidigera, insbesondere der Saponine und des Resveratrol. Ergänzt und untermauert werden diese und die obigen Ausführungen durch oben angeführte neueste Erkenntnisse zu den sekundären Pflanzenstoffen, die neuerdings auch als Salvestrole bezeichnet werden.
Chronische Entzündungen (und entsprechende Krankheiten) stehen mit ihren vielfältigen Symptomen und Ursachen immer mehr **im Fokus von Medizin und Erfahrungsheilkunde.**

Sie scheinen ein Tribut an Wohlstand und vermeintlichen Fortschritt zu sein. Gravierend veränderte Lebensgewohnheiten, verstärkte Dominanz von Chemie und Physik in vielen Bereichen tragen mit dazu bei, dass wir als Menschen immer mehr in Anpassungsschwierigkeiten mit entsprechenden belastenden Folgen kommen. Milieu und Grundregulationen unseres Organismus können außer Takt geraten. Gleichzeitig eröffnen sich aber immer neue hilfreiche Möglichkeiten, mit den Gegebenheiten der Natur den Belastungen zu begegnen. Aus 35 Jahren naturheilkundlicher Tätigkeiten haben sich wertvolle Erfahrungen ergeben, von denen hier einige weitergegeben werden sollen.

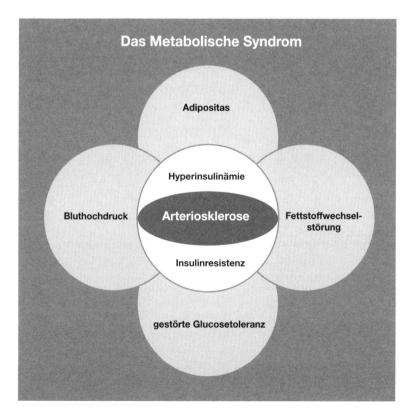

Darm und Leber erweisen sich immer wieder als Brennpunkte des Geschehens um Gesundheit und Krankheit. Das sogenannte Metabolische Syndrom – ein Wohlstandssymbol – zeigt sich als ein Volksleiden mit Übergewicht, Diabetes, Hypertonie und Arteriosklerose. Für den vielfältigen rheumatischen Formenkreis mit Arthritis, Arthrose, Fibromyalgie und Osteoporose sind u. a. chronische Entzündungen in unterschiedlichen Variationen mitverantwortlich. Als große Hilfe erwies sich der Einsatz von sekundären Pflanzenstoffen, Mineralien und Trinkwasser in Quellwasserqualität. So ergaben sich im Rahmen der von mir praktizierten Milieu- und Regulationstherapie und der allgemeinen Gesundheitsprävention wertvolle Erfahrungen, besonders mit folgenden natürlichen Mitteln.

Phytamine der Yucca Schidigera wie Saponine und Resveratrol erwiesen sich bei den oben genannten Krankheitsbildern oft als sehr hilfreich, durch ihr Vermögen, den Organismus von innen zu reinigen, Entzündungen zu hemmen, Ablagerungen zu dezimieren und die Abwehrkraft zu stärken. Im renommierten „Journal of Inflammation" vom 20. 03. 2006 sind in dieser Hinsicht auch beeindruckende Ergebnisse veröffentlicht worden. Belastende Nebenwirkungen wurden bislang nicht beobachtet. Täglich 2 bis 6 Kapseln, je nach Situation, mit reichlich gutem Trinkwasser, fördern die Gesundung und dienen der Prävention. Darm, Leber und das Gefäßsystem werden hilfreich in ihren Aufgaben unterstützt und saniert. Das hat beachtliche positive Folgen für den Gesamtorganismus. Selbst bei hartnäckigen chronischen Leiden zeigten sich beeindruckende Erfolge. Einige Behandlungs- und Präventionsbereiche sollen in den folgenden Abschnitten dargestellt werden.

7.2 Hilfe für Zappelphilipp und Traumsuse

Verhaltensstörungen bei Kindern und Jugendlichen haben in den letzten Jahrzehnten erschreckend zugenommen. „Du bist heute wieder unmöglich und nicht zu ertragen!" Solche oder ähnliche Äußerungen fallen immer häufiger gegenüber Kindern. Das Problem hat verschiedene Ausmaße, Bezeichnungen und vielfältige Ursachen. Eltern, Kindergärtnerinnen, Lehrer und Kinderärzte werden vermehrt mit diesen Erscheinungen konfrontiert, oft hilflos und teils überfordert. Das Phänomen wird als Hyperaktivität oder Aufmerksamkeitsstörung (**ADHD** = Attention Deficiency Hyperactivity Disorder) bezeichnet und ist schwierig abzugrenzen. Heute sind in Deutschland rund 0,5 Millionen Kinder von Verhaltensstörungen betroffen, die in dieses Bild eingeordnet werden können. Der Anteil der Jungen beträgt 80%. Gerade sie werden mit diesen Störungen am wenigsten fertig und gleiten oftmals in Sucht oder Kriminalität ab.

„Er gaukelt/Und schaukelt/Er trappelt/Und zappelt", so beschrieb 1844 der Nervenarzt Heinrich Hofmann im **Struwwelpeter** den Zappelphilipp, den bösen Friederich und das ungehorsame Paulinchen. Wir werden nicht mit einer neuen Erscheinung konfrontiert. Die Reise von der Dampfmaschine ins Internet und manche Facetten des fast grenzenlosen Wohlstands taten das Ihrige zur Steigerung des Anteils der entgleisten Kinder. In kaum einem anderen Bereich sind Bedeutung und Kausalität des Milieus in den verschiedenen Daseinsebenen in diesem Ausmaß für Krankheit und Gesundheit zu konstatieren.

Die Betroffenen weisen häufig einen hohen IQ auf, waren als Säugling Schreikinder, im Kindergarten unausstehlich und in

der Schule Klassenkasper oder Traumsuse. Lernstörungen, erhöhte Ablenkbarkeit und psychomotorische Unruhe stehen im Vordergrund der Symptomatik. Die Nachhilfeeinrichtungen feiern Umsatzrekorde.
Zu den Ursachen des Geschehens der Hyper- oder Hypoaktivität und ihren Begleitphänomenen gibt es zahlreiche Theorien und Hypothesen. Sie kommen und gehen wie die Mode. Heute werden die Kinder und Jugendlichen immer mehr in den Bereich psychischer oder psychosomatischer Erkrankungen eingeordnet. Letzteres ist noch zu akzeptieren. Doch generell wäre es besser angezeigt, die Kinder nicht als krank einzustufen, sondern die Erscheinungen als Störungen oder Defizite einzuordnen.

In den USA wurde das Psychopharmakon und **Psychostimulans Ritalin** schon vor Jahrzehnten der Renner für ADHS-Kinder und Hippies; denn Ritalin verbessert die Signalübermittlungen im Gehirn und dient als Ausgleichsmittel für die gestörte chemische Balance. Dadurch werden die eigentlichen Ursachen allerdings ignoriert und schwere Nebenwirkungen in Kauf genommen.
Auch in der **BRD** wurden 1997 bereits 586.000 Packungen dieser Psychopille verschrieben, mit steigender Tendenz. Die Dosierungsgrenze wurde von 400 mg auf 1500 mg angehoben. Ritalin ist verschreibungspflichtig, unterliegt dem **BTM-Gesetz** und darf bei Kindern unter 6 Jahren nicht eingesetzt werden. Ritalin oder vergleichbare Präparate sind aber häufig schon zum Standard in der Therapie geworden.
Warnhinweise und Nebenwirkungen (Auswahl):
 – Beeinträchtigt Reaktionsvermögen und Nachtschlaf
 – Entzugserscheinungen bei plötzlichem Absetzen

– Appetitmangel, Heißhunger
– Karies, Basendefizite
Ritalin ist ein Säureschocker mit Leberbelastung und birgt die Gefahr der Sucht in sich. Ein Aufputschmittel zur Beruhigung? Bei den betroffenen Kindern mit paradoxer Wirkung. Psychopharmaka können die Lösung nicht sein.
Praktische Erfahrungen zeigen hinsichtlich der Ursachen, dass Milieuentgleisungen im Bereich Blut und Darm im Vordergrund stehen. Eine Labilität von Säure-Basen-Gleichgewicht, Elektrolythaushalt oder Blutzucker sind oftmals maßgeblich beteiligt. Die Adaptionsfähigkeiten sind nicht mehr ausreichend gegeben. Fehl- und Mangelernährung, Fast Food, Nahrungsphosphate, Süßsucht und früher Konsum von Genussgiften – Kaffee, Alkohol, Tabak – tragen zur Verschärfung bei. Auch eine Laktoseunverträglichkeit, die wesentlich häufiger auftritt, als wir vermuten, kann ursächlich sein.

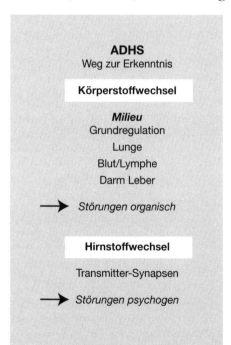

Die genannten Fakten betreffen in erster Linie die biologische Ebene. Daher sollten dort auch die wichtigsten Therapieansätze liegen. Das bedeutet i. d. R. Familientherapie mit gravierenden Korrekturen in der Lebensweise. Das ist natürlich ein unbequemer Weg, auch für die ganze Familie. Die „Pille" wäre die bequeme Alternative, kann aber in eine fatale Sackgasse führen. Neben einer entsprechenden naturheilkundlichen Behandlung der oben angeführten Symptomatik erwiesen sich in diesen Fällen die Saponine der Yucca Schidigera als sehr hilfreich. Sie trugen zur inneren Reinigung und Aktivierung des Verdauungstraktes bei, verbesserten die Durchblutungsverhältnisse, verminderten die Labilität des Blutzuckerspiegels – eine ganz wichtige Erscheinung.

Doch wodurch können sich die Verhaltensweisen der betroffenen Kinder verändern? Wie arbeiten die Saponine?

Hier die Erklärung in Kürze:

Durch Belastungen aus dem Körperstoffwechsel, besonders u. a. durch Ammoniak aus dem Darmbereich, kann die Leber überfordert und ihren Aufgaben nicht mehr gerecht werden. Dadurch wird das Blut nicht ausreichend aufbereitet, und es kommt zu Belastungen des Hirnstoffwechsels, wie sie ähnlich bei Leberzirrhose auftreten können.

Die Botenstoffe Serotonin, Dopamin und Noradrenalin, die für die Funktion der Hirntätigkeiten verantwortlich sind, kommen aus dem Gleichgewicht. So können dann Verhaltensstörungen in Form von ADHS (Zappelphilipp) oder ADS (Traumsuse), mehr oder weniger stark ausgeprägt, auftreten.

Die Saponine wirken bei diesem Geschehen in zweifacher Weise segensreich. Erstens verbessern sie die Darmverhältnisse, vermindern die toxischen Belastungen und pflegen die Mukosa. Zweitens regen Saponine die Hormontätigkeiten über die Aktivierung der Nebennierenrinde an. Eine Erscheinung, die mehrfach bei verschiedenen Krankheitsbildern beobachtet wurde. Auch eine geschwächte Leber kann durch diese Mobilisierung sehr positiv beeinflusst werden. Dazu liegen erfreuliche Erfahrungsberichte vor.

Durch die Stimulierung wird indirekt in erster Linie der Transmitter Serotonin über die Hormone der Nebennierenrinde aktiviert. Dieser Botenstoff bildet sich mit Hilfe der Aminosäure Tryptophan und wird als ein Wohlfühlhormon bezeichnet. Er steuert u. a. Erholung und Entspannung, Appetit und Gedächtnis, Angst und Aggression, Schlaf-Wach-Rhythmus und die Stimmungslage. Ein Mangel kann zu Müdigkeit, Depression, starkem Verlangen nach Kaffee, Tee, Alkohol oder Süßigkeiten führen. Letzteres ist häufig bei Zappelphilipp oder Traumsuse gegeben.

Durch das Pflanzenpulver der Wüstenpflanze Yucca Schidigera können anscheinend die Störungen des Körperstoffwechsels gemildert oder sogar behoben und damit auch der Hirnstoffwechsel positiv beeinflusst werden.

Im Jahr 2001 wurde das Bauchhirn neu entdeckt, die enge Verbindung und Korrespondenz zwischen Bauch und Kopf. Ein gutes Beispiel für die Bedeutung der Psychosomatik, wobei die Erfahrung aus der Naturheilkunde zeigt, dass ADHS kausal und therapeutisch am ehesten über die biologische Daseinsebene erreicht werden kann. Die Phytamine der Yucca können dabei hilfreich sein. Ausreichend Sauerstoff, Tageslicht, gutes Trinkwasser, viel Bewegung und gesunde Ernährung sollten selbstverständlich sein.

7.3 Gebiss- und Mundpflege mit Yucca-Pulver

Besonders gute Ergebnisse zeigte der Einsatz des **Yucca-Pulvers als Zahn- und Mundpflegemittel**. Zahnfleischentzündungen, die ganzkörperlich sehr belastend sein können, gingen zurück und wurden saniert.

Diese **Milieusanierung** hat sehr positive Folgen, gerade für die erwähnten chronischen, unterschwelligen Entzündungen der verschiedensten Krankheitsbilder. Unser Organismus wird in seiner Ganzheit durch Umwelt und Innere-Körper-Welt beeinflusst. So hat auch alles Geschehen im Mund- und Zahnbereich seine Auswirkungen auf den gesamten Verdauungstrakt.
Die sogenannte „chemische Zahnbürste" und entsprechende Mundpflegemittel können nicht nur die Mundflora stören, sondern ihre Auswirkungen belasten u. U. nachhaltig Darmmilieu und Darmflora, mit entsprechenden Folgen für den Gesamtorganismus.

Dazu hat Dr. dent. **R. Treusch** in der Erfahrungsheilkunde 7/92 in dem Artikel „Darm und Immunsystem aus zahnärztlicher Sicht" über umfangreiche Untersuchungen mit sehr bedenklichen Ergebnissen berichtet.

„**Die Zahnmedizin** bringt viele Fremdstoffe in unseren Körper. Sie wandern durch die Einbahnstraße des Mund-Magen-Darmkanals, erreichen somit auch das dem Darm zu 80 % anliegende Immunsystem mit seinen Lymphknoten. Heute weiß man bereits viel darüber, wie das Abwehrsystem funktioniert und wie es beeinflusst werden kann bzw. wird, im positiven wie negativen Sinne. Viele Fremdstoffe werden in unseren Körper eingebracht, gerade durch Zahnpflege und -medizin. Über ihre Auswirkungen auf den Gesamtorganismus wissen wir nur wenig. Bedenke: „An jedem Zahn hängt ein ganzer Mensch" (Prof. Adloff).

Beeinflussungen aus dem Mund-Rachenbereich:
Wir schlucken alle 30 Sek. Dadurch kommen Stoffe der Zahn-

pasta, der Mundspüllösungen, der aufgepinselten Medikamente, des Zahn- und Plombenabriebes, der Füllungen und Prothesen in unseren Gesamtorganismus u. a., auch verdampfende Stoffe. Durch galvanische Prozesse werden Ionen frei. Besonders Kinder verschlucken noch mehr Substanzen.

Antibiotika, Desinfektions- und Konservierungsmittel schädigen die Flora des Verdauungstraktes. Durch Antibiotika-Therapie wird Infektanfälligkeit provoziert und der Entwicklung chronischer Krankheiten Tür und Tor geöffnet. – „Was weiter unten passiert, ist bislang nicht untersucht!" Chlorhexidin ist noch nach 24 Std. im Speichel nachzuweisen. Es wird als chemische Zahnbürste empfohlen, besonders zur Plaquereduktion. Verdauungsstörungen sind vorprogrammiert.

Zahn- und Mundpflegemittel
Auswirkungen (Treusch)

Mund- und Darmflora gestört
Indirekte Schwächung des Immunsystems

Schleimhäute und Gefäßwände:
Reiz- und Entzündungsbereitschaft erhöht

Karies, Zahnsteinbildung, Blutungsbereitschaft, Quecksilberlösung

Mundmilieu nachhaltig verändert;

Auswirkung auf den Gesamtorganismus!

Fluorverbindungen stören die Flora sehr stark und lösen durch ihren sauren pH-Wert Quecksilber aus Amalgamfüllungen. Sie bilden das hochgiftige HgF$_2$. Konservierungsmittel und Geschmacksstoffe in Form ätherischer Öle können allergisierend wirken. Tenside schädigen Schleimhaut und Flora. Sie haften bis zu 3 Std. an der Schleimhaut, sind bakterizid, lockern die Zellverbände auf, erhöhen die Blutungsbereitschaft und fördern Entzündungen. Besonders Säuglinge werden durch die Tenside der Spülmittel und das Quecksilber der Muttermilch belastet.

Putzkörper können Fremdkörpergranulome im Darm hervorrufen. Putzkörperkristalle wurden im Herzmuskel bei Myokarditis und Perikarditis gefunden, wie auch in anderen Körperbereichen. Besonders in den Schleimhäuten des Verdauungskanals kann es zu Fremdkörperreaktionen kommen. In einigen Jahren wird jeder zweite Bundesbürger Allergiker sein. Besonders gravierend ist die Schädigung der oralen und intestinalen Flora und der in und unter der Darmschleimhaut liegenden Gewebe zur Resorption und Abwehr."

Jeder zweite Erwachsene hat Parodontose und Zahnausfall. Folgen mangelhafter Gebisspflege und bakterieller Zahnbetterkrankungen:
– Karies – Zahnstein
– Gingivitis – Zahnfleischentzündung
– Parodontitis – Zahnbettentzündung
– Parodontose – Zahnbetterkrankungen
– Kieferabbau

Mund- und Gebisspflege ist ein ganzheitliches Problem! So ist der Zusammenhang mit dem Auftreten anderer Krankheiten wie Infektanfälligkeit, Herz- und Gefäßerkrankungen oder Rheumaformen nicht von der Hand zu weisen. Sanierung des Milieus ist echte Prävention."

Das Yucca-Pulver bietet mit seinen pflanzlichen Saponinen, die durch natürliche Schaumbildung reinigend und stimulierend wirken, eine echte Alternative. Es enthält keine Zusatzstoffe, ist frei von Desinfektions-, Konservierungs-, Geschmacks- und Farbstoffen, Tensiden, Schaumbildnern, Emulgatoren, Binde- und Feuchthaltemittel. Plaqueentferner erübrigen sich. Das Pulver reinigt Gebiss und Mundraum schonend, hemmt und entfernt bakterielle Zahnbeläge, ohne die körpereigene Mund- und Darmflora zu stören. Es normalisiert den pH-Wert durch seinen hohen Basenanteil und beugt dadurch Karies, Zahnstein und Parodontose vor. Der Chlorophyllanteil bekämpft Mundgeruch und wirkt als Antioxidans, wie auch sein Phytamin Resveratrol, das chronische Entzündungen vermindert.

Bei Verbindung mit Wasser schäumen die Saponine, heben dessen Oberflächenspannung auf und wirken dadurch wie ein gutes Spülmittel. So können das Wasser und die Wirkstoffe intensiv Zähne, Zahnfleisch und Mundschleimhaut erreichen. Sie lösen Ablagerungen, fördern die Durchblutung und vermindern Entzündungen. Das Anhaften (Adhäsion) von Bakterien, abgestorbenen Fresszellen oder auch Nahrungsteilchen und Kariesbelag werden prophylaktisch weitgehend unterbunden. Das Yucca-Pulver ist so körperfreundlich, dass es nach dem Zähneputzen mit dem Spülwasser geschluckt dem Gesamtorganismus zugute kommen kann.

7.4 Du bist so jung wie Deine Gefäße!

Die Hälfte der Sterbefälle in Deutschland und anderen Industrienationen verursacht primär die Arteriosklerose mit ihren vielfältigen Erscheinungsformen. Sie treibt (die Krankheitsko-

sten und) das Gesundheitswesen in nicht mehr beherrschbare Kosten. Alle 75 Sekunden stirbt ein Mensch an den Folgen der Arteriosklerose, durch Herzinfarkt oder Schlaganfall. Der langsame Verlauf und die noch nicht voll erkannten Ursachen machen die Arteriosklerose und ihre Folgekrankheiten immer noch zu einem schwerwiegenden Problem.
Durch mangelnde Bewegung und falsche Ernährung erkranken auch Kinder und Jugendliche vermehrt an Gefäßleiden.

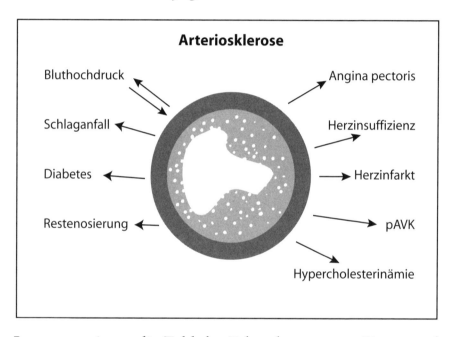

Insgesamt nimmt die Zahl der Erkrankungen von Venen und Arterien in Deutschland rasant zu, zugleich sind Krankheiten der Blutgefäße klassische Altersleiden. Ihre Häufigkeit steigt mit dem zunehmenden Durchschnittsalter der Bevölkerung.

Der Wunsch gesund und jung zu bleiben, steht in der heutigen Wohlstandsgesellschaft oben an. Dazu trägt in erster Linie unser großartiges Gefäßsystem bei, das Versorgung und Entsorgung aller Körperbereiche bewältigen muss und ursächlich für das „biologische Altern" zuständig ist. Die Weichen werden jedoch in jungen Jahren gestellt. Schon der Koreakrieg zeigte, wie stark die Gefäße bei jungen amerikanischen Soldaten bereits vergreist waren. Diese negative Entwicklung hat sich leider bis heute, trotz beachtenswerter Erkenntnisse in Biologie und Medizin, bedrohlich fortgesetzt. So wird bereits damit gerechnet, dass sich ab 2050 die z. Zt. steigende durchschnittliche Lebenserwartung wieder reduziert.

Rechtzeitige Vorsorge und den ganzen Menschen berücksichtigende Therapien ohne belastende Nebenwirkungen könnten das Altwerden in Gesundheit fördern. Ein wichtiger Ansatzbereich ist die umfangreiche Infrastruktur unseres Gefäßsystems. Es entscheidet weitgehend über Gesundheit, Wohlbefinden oder Krankheit bzw. die oft tolerierte Halbgesundheit. Jeder Zweite stirbt an den Folgen der Arteriosklerose. Heute sind Betroffene immer jünger. Manche Ansätze zu Prophylaxe und Behandlung berücksichtigen dabei oftmals die eigentlichen Ursachen nicht.

Die Gefäßveränderungen sind größtenteils ein Wohlstandsphänomen, und so paradox es klingt, ein Mangelsyndrom. Ein Volksleiden der Gegenwart, trotz wertvoller Fortschritte der Medizin. Genannt seien nur Völlerei, Überangebot von Eiweiß und Fett, Fast Food, süße Welle und Bewegungsarmut. Die Folgen zeigen sich als Verstopfung der Kapillaren und des Grundgewebes, Verfettung und Übereiweißung, Ablagerungen (Plaques) an den Gefäßwänden und letztlich in Form der Begleitkrankheiten wie Adipositas, Bluthochdruck, Cholesterinämie, Diabetes, Thrombosen, Infarkte, schleichende Verkalkung (Sklerose, Demenz).

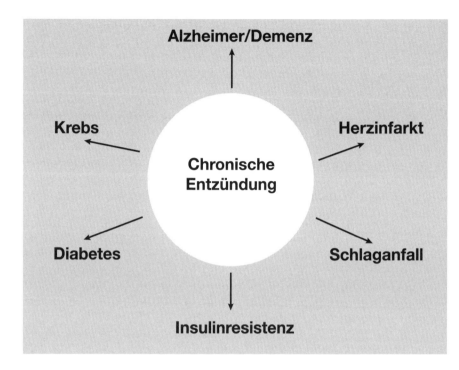

Die Cholesterinämie ist ein sehr kontrovers diskutiertes Thema, hinsichtlich Ursachen und Therapie. Aus der Sicht der Erfahrungsheilkunde ist die primäre Ursache in einer Störung des Fettstoffwechsels der Leber zu suchen und dann natürlich auch zweitrangig in der Ernährung, besonders bei der Auswahl der Fette nach Art, Qualität und Menge.
Die Therapien zum Metabolischen Syndrom mit seinen oben angeführten Begleiterkrankungen sollten zunächst mit der Korrektur der Lebensweise beginnen. Gelingt es hier bei den Betroffenen Erkenntnisse zu vermitteln, ist eine solide Basis

zum Behandlungserfolg gelegt. Vielesserei, Eiweißüberangebot, Bewegungsmangel, Genussmittel und Wassermangel sind einige der abzustellenden Schwachpunkte.

Ergänzend bietet dazu die **Naturheilkunde** bewährte ganzheitliche Maßnahmen. Eine solide Grundlage wäre **Milieusanierung und Regulationsmedizin**. Blut, Lymphe, Matrix und das System der Grundregulationen sollten insgesamt wieder ins Lot gebracht werden. Die in diesem Zusammenhang fast immer vorliegende latente Übersäuerung ist durch Basensuppe, Basenmittel, basisch wirkende Lebensmittel und viel Bewegung anzugehen. Der **Darm** sollte als eine Basis für die Gesundheit gereinigt und aktiviert werden. Er ist meistens auch die stärkste Säurequelle. Besondere Beachtung sollte der **Darmflora** geschenkt werden, durch **Regulierung des pH-Wertes** und Neuausrichtung. Um bald wieder gesund zu werden, könnten Heilfasten im klassischen Sinne oder der Abbau der Überei-

---

Eiweißdepot-Abbau
Fasten ohne tierisches Eiweiß (6 Wochen)

Streng zu meiden:

- Fleisch
- Fisch
- Ei
- Milch
  u. entsprechende Produkte

Butter und Sahne erlaubt

Jedes Unterbrechen erfordert Neubeginn!

weißung nach Prof. Dr. Lothar Wendt durch 6 Wochen **eiweißarme Kost** als Heimkur angewandt werden. Grundlegende Ziele sind die Beseitigung der hemmenden Eiweißdepots in den Zellen, Verbesserung der **Blutviskosität**, Normalisierung der Blut- und Leberverfettung und Reinigung der Gefäße, insbesondere des Kapillarsystems, denn dort „spielt die Musik".

Neben den genannten **Möglichkeiten** der verbesserten Lebensweise, auch im Sinne der Prophylaxe, können Phytotherapie, Isopathie, Homöopathie, Biochemie und eine **körpergerechte Ernährung**, die u. U. durch orthomolekulare Substanzen ergänzt werden muss, der Arteriosklerose Paroli bieten.

Zum besseren Verständnis für den Laien sei noch herausgestellt, dass der Verkalkung („Sklerose"), die Übersäuerung, die notwendige Neutralisierung der Säuren im Blut, also die Bil-

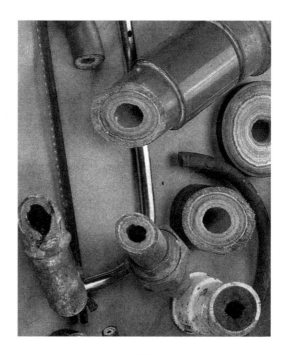

„So sollte es nicht sein!"

dung von Kalksalzen, vorausgehen. Ein langer Prozess in drei Schritten, dem vorgebeugt werden kann, der aber nur teilweise umkehrbar zu sein scheint. Leider spricht man eigentlich immer nur von der Verkalkung und unterschlägt in diesem Zusammenhang die Vorgänge der Entkalkung.

Von den oben genannten therapeutischen Möglichkeiten sind besonders aus der Phytotherapie und der Ernährungslehre die **Saponine** hervorzuheben. Sie können unkompliziert und wirtschaftlich eingesetzt werden. Die Natur bietet eine ganze Palette Saponinspender an. Angefangen von den Hülsenfrüchten über das Allzweck-Heil- und Küchenkraut Salbei bis zur Wüstenkönigin **Yucca Schidigera**. Diese Palmlilie bildet, wie zuvor ausgeführt, unter den extremen Bedingungen der Hochwüsten im Südwesten der USA besonders wirksame, gut verträgliche Saponine. Sie **reinigen** (lat. sapo = Seife) generell und **stimulieren** die Nebennieren. Beides wirkt positiv auf Stoffwechsel und Gefäße – und damit für ein Altwerden in Gesundheit.

Beim Problem Cholesterinämie sollte an erster Stelle die Stärkung der Leberfunktionen stehen, die bei einer allopathischen Medikation (Statine) u. U. durch Nebenwirkungen zusätzlich belastet werden könnten. Hier sind die Saponine als Ergänzung der Ernährung sehr hilfreich und dringend zu empfehlen.

Gefäßsystem und Gefäßfunktion sind eine Basis für die Ver- und Entsorgung des menschlichen Organismus, der Aufrechterhaltung vielfältiger Lebensabläufe, der Gesundheit und des Wohlbefindens. Sie sind ein Gradmesser für unser biologisches Alter, das ja nicht unbedingt dem kalendarischen entspricht. Ein optimal funktionierendes Gefäßsystem kann offensichtlich

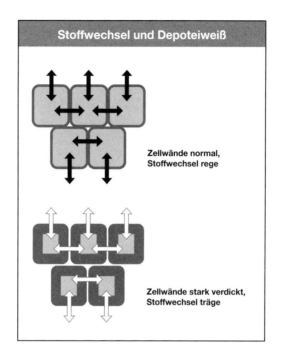

eine Altersbremse sein und vielen Gebrechen vorbeugen. Der Zustand der Mikrogefäße ist entscheidend; denn dort beginnt die Arteriosklerose. Versorgung und Entsorgung der Zellen, Gewebe und Organe müssen gewährleistet sein.

Hier bietet sich als einfache und natürliche Hilfe die „Gesundheit aus der Wüste", das Pulver der Yucca Schidigera in reiner Form oder in Kombination mit Ingwer und Gerstengras an, besonders auch als Nahrungsergänzung für die Seniorengeneration.

Herr Dr. med. Otto Sova hat in seinem Buch „Reinigen wir unseren Organismus oder wie arbeitet Golden Yacca" und weiteren Veröffentlichungen ausführlich und detailliert die

Arbeitsweise und die Erfolge mit dem Pulver der Yucca Schidigera bei verschiedenen Krankheitsbildern beschrieben. Die Angaben sind zum großen Teil durch exakte Untersuchungsreihen im Rahmen der klassischen Hochschulmedizin belegt. Biologen und Mediziner der Universitäten Bratislava, Budapest und Pecs haben sich intensiv mit der „Gesundheit aus der Wüste" befasst.
Weil das Gefäßsystem unseres Organismus von so zentraler Bedeutung für alle Funktionen und Lebensvorgänge ist, sei hier beispielhaft beschrieben, wie die Saponine und das Resveratrol unserer Gesundheit, besonders im Alter, aber auch präventiv im noch jüngeren Körper dienlich sind.

Wie schon bei der Zahnfleischpflege beschrieben, wirken die physikalischen Eigenschaften des Yucca-Pulvers durch das Aufheben der Kohäsion der Wasseroberfläche und durch das Verhindern der Adhäsion von Fremdkörpern bzw. Ablagerungen von Stoffwechselschlacken so positiv auf das Aufrechterhalten gesunder Verhältnisse und Funktionen.
Die Innenwand der Gefäße, also die Intima, die einer Schleimhaut entspricht, ist der Brennpunkt des Geschehens für die so stark verbreiteten Gefäß- und Herzleiden. Die Saponine heben wie beim Wasser die Oberflächenspannung der Intima auf und schaffen so die Voraussetzungen für folgende Abläufe.

Erstens können die entzündungswidrigen Saponine und auch das Resveratrol leichter und tiefer in die Wände der großen und kleinen Gefäße, also der Kapillaren – und das ist sehr wichtig – eindringen. Sie erreichen direkt die Zellen, und das ist besonders für den positiven Einfluss des Resveratrol vorteilhaft. Auch die Sanierung des für unsere Gesundheit so bedeutsamen – aber oft verkannten – Grundgewebes kann dadurch angegangen werden. Hier ergibt sich ein wirksamer Ansatz zur Hilfe bei den heute grassierenden „chronischen Entzündungen".

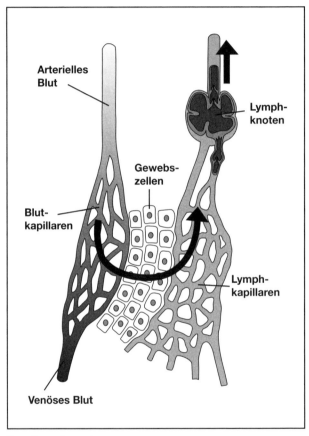

Das Grundgewebe

Zweitens entfällt durch das Aufheben der Oberflächenspannung an der Intima die Möglichkeit des Anhaftens durch Adhäsion von Zelltrümmern, Cholesterinteilchen, Kalkkristallen und letztlich auch von pathogenen Mikroorganismen im Verlauf einer Sepsis oder Infektion. Auch die Ausbildung von Plaques, die zur Verengung und infolgedessen zu Infarktgeschehen führen können, wird so erschwert. Klinische Berichte bestätigen, dass es durch die Saponine zur Beseitigung von Ablagerungen kommen kann. Eindringen, Lösen, Reinigen und Ausschwemmen wirken sich präventiv positiv auf die volle Funktionsfähigkeit des Gefäßnetzes aus und sollten nicht unterschätzt werden. Das betrifft m. E. auch besonders den Bereich der Kapillaren und der Matrix; denn dort „spielt die Musik", dort beginnen viele Leiden kausal.

7.5 Unser Darm als Basis der Gesundheit

Vor mehr als hundert Jahren hat einer der größten Dichter Frankreichs, Victor Hugo, den vielsagenden Ausspruch getan: „Wir haben in uns eine Schlange, die unseren Körper vergiftet und unsere Gesundheit unterminiert. Diese Schlange ist unser Dickdarm." Seine Äußerung erklärte er in folgender Weise: „Die Schlange, der schlimmste Feind des Menschen seit undenklichen Zeiten, ist nicht außerhalb des Menschen, sondern in seinem Innern. Er trägt sie in sich, im kranken, misshandelten Dickdarm. Als solcher ist er eine schwere Last. Er stört das Gleichgewicht zwischen Seele und Körper. Er macht Geschichte und füllt ihre Blätter mit Krankheiten, Leiden und Übeln. Er ist die Mutter aller Laster. Er ist der König aller Krankheiten."
Der Verbrauch von Abführmitteln in allen Variationen ist nach wie vor trotz verstärkter gesundheitlicher Aufklärung enorm.

Die Folgekrankheiten sind mannigfach und zahlreich, von Verstimmungen, Reizbarkeit, Kopfschmerzanfällen bis zur Lethargie und zu ernsten Erkrankungen wichtiger Organe und Gewebe, wie oben angeführt. Die Selbstvergiftung über den Darm hat Fernwirkung auf den gesamten Organismus, die Organe, die Gewebe und die Körpersäfte.

Professor Friedländer sagt: „Der Mensch ist das, was Darm und Leber aus der Nahrung machen!"

„Im Darm beginnt die Blutverderbnis aufgrund widernatürlicher Zustände. Es ist immer der ganze Mensch krank!"

Blähungen können „vielfältig" krank machen. Sie sind oft Ursache für Fortbestand der Verstopfung. Der Meteorismus kann zu Koliken, Albträumen, Albdrücken oder Ohrensausen (Tinnitus) führen. Dickdarmblähungen drücken auch den Dünndarm zusammen und erschweren so die Verdauung; führen zu Senkungen und Brüchen. Der rechte Dickdarmwinkel ist der häufigste Gärkessel.

Der gestaute Darminhalt wird zum „Gaswerk", Toxinquelle, „Schnapsfabrik" und Brutstätte für pathogene Mikroorganismen. So mancher Rohköstler, der überzeugt gesund lebt, weist massive Übersäuerung auf, da das Milieu und die Darmflora entgleist sind. Zur körpergerechten Verarbeitung der Rohkost sind stabile Darmverhältnisse erforderlich.

Blähungen und ihre Folgen

– Gas- und/oder Kotbauch, Zwerchfellhochstand,
– Darmsenkung, Bruch, Hämorrhoiden, Darmausstülpungen
– Blinddarmentzündung, Darmschleimhautschäden
– Colitis ulcerosa, Morbus Crohn

– Uterus-/Prostataerkrankung.
– Herz/Lungen-Beengungen, Angina pectoris, Infarkt
– Kreislaufstörungen, Hyper- oder Hypotonie
– Arteriosklerose (Aorta, Nieren)
– Leber/Galle/Pankreas-Störungen
– Nieren-, Wirbelsäulenerkrankungen, Kopfschmerz, Migräne

Wohl nichts anderes wirkt so nachhaltig und bedeutungsvoll auf uns ein wie die Darmflora, auch besonders auf das Geistes- und Seelenleben.
Viele chronische Krankheiten und Infekte entstehen durch Schädigung der Darmflora und Darmwand, wie auch infolge von Darmatonie und Milieuentgleisung. Die Darmschleimhaut ist normalerweise nicht durchlässig für Toxine. Eine mangelhafte Peristaltik ist heute oft durch unsere sehr veränderte Lebensweise gegeben.
Infekte führen nur zur Erkrankung, wenn Dysbiose und Intoxikation das Immunsystem, das zu 80% im Darmbereich angelegt ist, lähmen bzw. geschädigt haben. Auch vorzeitiges Ergrauen und Altersflecke können durch toxische Belastung aus dem Darmbereich entstehen. Schlafstörungen werden zu 90% primär durch Darmstörungen, Blähungen oder Toxine verursacht.
Das mächtigste Entgiftungsorgan ist eine gesunde Darmschleimhaut mit einer intakten Darmflora. Nur so kann der Dickdarm seiner Aufgabe gerecht werden. Darmmukosa und -flora fungieren als Barriere gegen pathologische Mikroorganismen und dienen u. a. als Lymphozytenschule im Rahmen des Immunsystems.
Mit 400 bis 600 qm stellt die Darmschleimhaut unsere größte Kontaktfläche zur Umwelt dar. 100 Billionen Bakterien in etwa

1000 verschiedenen Arten mit einem Gewicht von ca. 2 kg besiedeln den Dickdarm.

Wird die Darmflora durch zu starke Belastungen instabil, kommt es zu Fehlbesiedlungen und Diffusion von Fremdstoffen und nicht aufbereiteten Nährstoffteilen in das umliegende Gewebe, Blut und Lymphe. Durch Fehlernährung oder Antibiotika werden Plätze an der Darmwand frei und z. B. durch pathologische Mikroorganismen besetzt, oder es kommt zur Verschiebung der Mengenverhältnisse zwischen den einzelnen Organismen. Das biologische Gleichgewicht wird gestört. Aus der Symbiose wird eine Dysbiose.

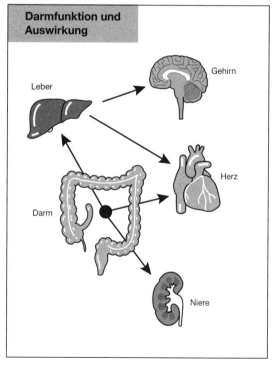

Im Dickdarm ist durch die heutige Lebensweise häufig die Flora gestört und der pH-Wert zu sehr in den basischen Bereich verschoben. Es bildet sich zu viel Ammoniak, das einerseits die Vermehrung pathologischer Bakterien fördert und andererseits dann zu einer Belastung von Leber und Blut führen kann. Ein leicht saures Milieu ist hier angezeigt.

So kann der Candidapilz, der normalerweise mit einem bestimmten Anteil an der Flora beteiligt ist, sich übermäßig vermehren. Werden Antimykotika eingesetzt, wird der Pilz u. U. in die tieferen Schichten der Darmwand verdrängt, und es kommt letztlich zur Generalisierung im gesamten Organismus.

Es entwickeln sich oftmals Kausalketten durch die Auswirkungen der Darmstörungen in den Organismus hinein. So können, wie oben angeführt, besonders Leber, Nieren, Blut, Lymphe, Haut und das Nervensystem belastet werden. Gelingt dem Körper die Entsorgung von Stoffwechselabfallprodukten oder Darmtoxinen nicht über die dafür zuständigen Organe, sucht er sich andere Möglichkeiten, um dem Organismus zu helfen. So können z. B. Akne, Bronchitis oder Sinusitis primär ihre Ursache in einer gestörten Darmfunktion haben. Sie fungieren als Notventile.

Immer mehr setzt sich auch die Erkenntnis in der Praxis durch, dass Körper- und Hirnstoffwechsel einander stark beeinflussen. Eindrucksvolle Beispiele gibt das Geschehen in dieser Hinsicht bei den ADHS-Kindern oder auch bei der Entwicklung von Enzephalopathien bei schweren Lebererkrankungen.

Auch bei den Störungen und Erkrankungen des Darms und seiner Begleitorgane können **die Saponine und das Resveratrol** helfend eingreifen. Schon im alltäglichen Geschehen ist es vorteilhaft, das Yucca-Pulver, das vorwiegend in Kapseln verabreicht wird, vor, zu oder nach den Mahlzeiten einzusetzen. Es

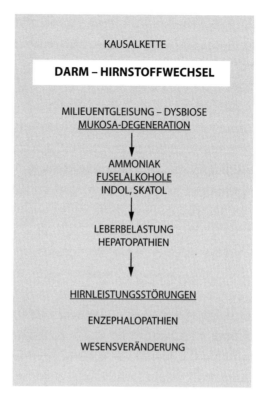

fördert die Verdauungsvorgänge im gesamten Mund-Magen-Darmtrakt. Die Saponine regen die Sekretion über die bessere Durchblutung der Schleimhäute an, wirken neutralisierend und verbessern generell das Milieu. Das bezieht sich auf die Säure-Basen-Verhältnisse, die Verbesserung der Wasseraufnahme, besonders im Dickdarm und die Funktionsfähigkeit der Mukosa insgesamt. Wie oben bei den Gefäßen beschrieben, wirken sich besonders die physikalischen Kräfte der Saponine förderlich auf die Darmschleimhaut aus. Eine intakte, gut durchblutete und befeuchtete Schleimhaut bietet der körpereigenen Darmflora die besten Lebensbedingungen. Auch kommt es nicht bei jeder kleinen Unregelmäßigkeit gleich zum

Umkippen der Symbiose unserer wertvollen „Untermieter" und damit zur Dysbiose. Die biologischen Verhältnisse werden auf diese Weise stabilisiert.

Den Ablagerungen und Verkrustungen, die zu Funktionseinbußen führen, wird vorgebeugt. Sie werden bei längerem Einsatz des Yucca-Pulvers teils auch gelöst und ausgeschwemmt. So kommt es nicht zu Intoxikationen, Meteorismus und den Folgen, die bereits ausführlich beschrieben wurden. Das Eindringen der Saponine und des Resveratrol in die Mukosa mit ihren unzähligen Darmzotten wird durch das Trinken von genügend Trinkwasser in Quellwasserqualität unterstützt, wie auch das Durchdringen und Auflösen von Kotstaus.

Durch das Freiwerden von Giftstoffen kann es erfahrungsgemäß zu Beschwerden kommen, die sich jedoch oftmals als sogenannte Heilreaktionen herausstellen. Ursache für diese Erscheinungen kann eine lähmende Beeinflussung der Peristaltik des Darms durch die belastenden Stoffe sein. Hier ist vermehrtes Trinken angesagt oder als gründliche Maßnahme die Durchführung des altbewährten Wasserklistiers, das bei unseren Groß- oder besser Urgroßmüttern noch als Erste Hilfe bei vielen Wehwehchen gang und gäbe war. Aussetzen oder Reduzieren der Kapselgaben für einige Tage wäre u. U. anzuraten.

Die Saponine und die anderen Phytamine der Yucca Schidigera, der Pflanze, die uns „Gesundheit aus der Wüste" bringt, helfen besonders in diesem beschriebenen zentralen Bereich des Darms. Diese Hilfe ist von unschätzbarem Wert und sollte wesentlich mehr bewusst gemacht werden. Sie erreicht unseren gesamten Organismus, ist wahrlich im ganzheitlichen Sinne tief greifend bessernd und präventiv, und das, soweit bekannt, ohne belastende Nebenwirkungen, Heilreaktionen ausgenommen.

Noch ein Aspekt ist erwähnenswert. Schon die Ärzte des Altertums erkannten, dass sich besonders die Qualität der Funktionsfähigkeit von Darm und Leber im Zustand der Haut widerspiegelt. Durchblutung, Färbung, Feinstruktur und Veränderungen der Oberfläche durch Ekzeme, Geschwüre, Allergiesymptome und Schuppen können Hinweise auf Funktionsstörungen oder Erkrankungen des großen Ausscheidungsorgans Haut sein. Wahrlich, Kosmetik beginnt von innen. Sie ist für die allgemeine Gesundheit des Betroffenen dienlich und ursächlich wirkend.

Es ist kaum verständlich, dass die großartige Pflanze Yucca Schidigera aus den unwirtlichen Gefilden der Hochwüsten mit ihren so tief greifenden Phytaminen nicht mehr gewürdigt und zum Wohle aller eingesetzt wird. Diese Aussage gilt besonders hinsichtlich des gerade beschriebenen Problemkreises, der in der Bevölkerung in seiner Tragweite einfach nicht ausreichend bewusst ist und erkannt wird. Das uns von der Natur Gegebene ist manchen Menschen anscheinend zu selbstverständlich, um beachtet bzw. geschätzt zu werden.

7.6 Wie geht es Ihrer Leber?

Die Leber ist neben dem Darm in vieler Hinsicht das zentrale Organ für Gesundheit und Wohlbefinden. Sie wird auch heute noch viel zu wenig beachtet, ja sogar teils vernachlässigt oder, profaner gesagt, vergessen. Im alten Griechenland galt die Leber als das zentrale Organ und Sitz der Seele und des Wohlbefindens. Sie wurde in der Prometheus-Mythologie dargestellt.

Ein Adler frisst täglich, als von Zeus verhängte Strafe, einen Teil der Leber des am Felsen angeketteten Prometheus, doch diese wächst über Nacht immer wieder nach. Dieses Bild bestätigt die zentrale Rolle dieses Organs im Denken der Alten Griechen, aber auch die große Regenerationsfähigkeit der Leber.

Noch ein Hinweis: Wie wichtig manche Völker dieses Stoffwechselorgan einschätzen, kommt darin zum Ausdruck, dass auf einigen Südseeinseln auch heute noch der Tagesgruß „Wie geht es Ihrer Leber?" üblich ist.

Ein Grund dafür, dass die Leber in unserem Kulturkreis wenig beachtet wird, es sei denn im Rahmen des Alkoholismus, ist wohl die Tatsache, dass die Leber sich bei Störungen nicht sonderlich bemerkbar macht. „Der Schmerz der Leber ist die Müdigkeit", eine vielsagende Feststellung. Doch nun zu Fakten des Organs, Störungen, Erkrankungen und möglichen Ursachen.

Lebererkrankungen sind bei uns längst kein Problem mehr, das lediglich Alkoholkranke oder Unterernährte betrifft. Erschreckenderweise findet man bei vielen Bundesbürgern mit „durchschnittlichem" Lebensstil erhöhte Leberwerte als Kennzeichen einer Störung.

Der Ernährungsbericht 2000 der Deutschen Gesellschaft für Ernährung (DGE) spricht von alarmierenden Zahlen und weist daraufhin, dass gerade Menschen „in den besten Jahren" (von Mitte 20 bis Mitte 40) zum Opfer eines oft zu spät diagnostizierten Leidens werden: In dieser Altersgruppe vervierfachte sich die Mortalität an Leberzirrhose innerhalb von nur wenigen Jahren. Das Leiden steht inzwischen an dritter Stelle des Sterblichkeitsrisikos.

Wer an schweren **Leberkrankheiten** leidet, hat – statistisch gesehen – eine geringere Lebenserwartung als Krebs- oder Herzpatienten! Leberzirrhose ist nach wie vor die Todesursache mit dem niedrigsten mittleren Sterbealter. Dieses liegt 11 bis 14 Jahre unter der durchschnittlichen Lebenserwartung. Etwa 5 Millionen Deutsche sind an einem chronischen Leberleiden erkrankt. Pro Jahr sterben ca. 20.000 Menschen an Leberzirrhose. Die Dunkelziffer liegt wesentlich höher.

Leberkrank - ein Wohlstandsphänomen? Davon zeugen die hohen Zahlen an Leber- und Gallenpatienten in Deutschland. So schätzt man, daß bis zu 30% der Patienten in einer niedergelassenen Arztpraxis eine Fettleber infolge einer akuten oder chronischen Lebererkrankung aufweisen. In der Gesamtbevölkerung wird die Zahl der Leberpatienten mit etwa 5% veranschlagt. Bei den Patienten mit Gallenbeschwerden ist lediglich die Spitze eines Eisberges erfassbar. Doch schon diese Spitze ist sehr eindrucksvoll: Rund 10-15 Millionen Bundesbürger sollen den Erhebungen zufolge an nachweisbaren Gallensteinen leiden. Etwa 3 Millionen von ihnen haben mehr oder weniger regelmäßig Beschwerden, von starken Schmerzen bis hin zu Koliken und Verdauungsstörungen.

Die Leber mit ihrem Anhängsel Gallenblase ist das größte Organ und zugleich die größte Drüse des Körpers. Sie besteht aus etwa 100.000 Leberläppchen mit jeweils mehr als 3 Millionen Leberzellen, in denen die biochemischen Reaktionen stattfinden. Das funktionale, gut durchblutete Lebergewebe nennt man „Parenchym". Jede Minute durchfließen die Leber über die Pfortader 1 bis 2 Liter Blut.

Das Lebergewebe wird von einer derben Kapsel zusammengehalten. Nur diese äußere Hülle ist von sensiblen Nervenfasern durchzogen, die Schmerz und Druck wahrnehmen und weiterleiten. Im Inneren fehlen diese. Daher leidet die kranke Leber „stumm", d. h. ohne Schmerzen, so dass eine Erkrankung erst spät wahrgenommen wird.

Die Leber ist das wichtigste und meistbelastete **Stoffwechselorgan**: Nahezu alle Stoffe, die von außen in den Körper gelangen, passieren die Leber, werden von ihr verwertet oder unschädlich gemacht. Viele Nährstoffe werden erst während der Leberpassage verwertbar. Eine weitere zentrale Funktion ist die Entgiftung. Mit unserem Lebensstil nutzen wir die Leistungsfähigkeit der Leber oft übermäßig aus. Die Zivilisation fordert ihren Tribut.

Die **Vielfalt der Aufgaben** macht deutlich, dass es sich bei der Leber um ein äußerst leistungsfähiges Organ handelt, das für fast alle lebenswichtigen Stoffwechselprozesse von entscheidender Bedeutung ist. Auf kleinstem Raum laufen zahlreiche chemische Reaktionen und Prozesse ab, und nicht umsonst wird die Leber immer wieder als das „chemische Zentrallabor" in unserem Körper bezeichnet.

Die Leber ist maßgeblich für die Steuerung des **Zucker-, Fett- und Eiweißstoffwechsels** verantwortlich. Sie baut zahlreiche körpereigene wie auch körperfremde Stoffe ab und bildet den Gallensaft, der in der Gallenblase gespeichert und von dort in den Darm abgegeben wird und die Verdauung von Fettstoffen erleichtert. Über den Gallensaft können außerdem Abbauprodukte und Schadstoffe in den Darm geführt und schließlich mit dem Stuhlgang ausgeschieden werden.

Gerade der letzte Punkt ist von großer Bedeutung, denn über diese Funktion werden eindringende Fremdstoffe unschädlich gemacht. Die Leber ist neben der Niere die größte und wichtigste **Entgiftungsstation** in unserem Körper. Wird das System überlastet, kann die Leber ihren zahlreichen Aufgaben nicht mehr ordnungsgemäß nachkommen. Früher oder später stellen sich dann Beschwerden ein, und nicht selten entwickeln sich im Weiteren schwerwiegende Lebererkrankungen.

Viele der für die **Blutgerinnung** benötigten Gerinnungsstoffe werden in der Leber produziert. Ein Prüfen der Gerinnungsfähigkeit des Blutes lässt deshalb auch Rückschlüsse auf die Leberfunktion zu, wobei hier jedoch erwähnt sein sollte, dass eine pathologische Veränderung der Blutkonzentration der aufgeführten Stoffe nicht nur bei einer Lebererkrankung auftreten, sondern auch andere Ursachen haben kann.

Zu den Tests, mit deren Hilfe es möglich ist die Ausscheidungsfunktion der Leber zu überprüfen, gehört die Bestimmung des Gallenfarbstoffes **„Bilirubin"** im Blut. Bilirubin ist ein Abbauprodukt des roten Blutfarbstoffes Hämoglobin, das normalerweise über die Galle in den Darm ausgeschieden wird. Dazu ist ein regelrechtes Funktionieren der Ausscheidungsleistung der Leber erforderlich. Ein Ansteigen des Bilirubins im Blut zeigt demnach eine Störung an, die entweder in der Leber selbst oder in den Galle abführenden Wegen liegt. Genannt sei noch die wichtige **Harnstoffsynthese** zum Abbau des giftigen Ammoniaks, das in Harnstoff umgewandelt über die Nieren ausgeschieden wird. Es entsteht vorwiegend durch Fehlleistungen des Dickdarms (s. o.).

Bei einer Lebererkrankung kann manchmal ein Ansteigen der Konzentration der **Abwehrstoffe** (Immunglobuline oder Gammaglobuline) im Blut beobachtet werden. Der Grund hierfür kann einmal in einem Entzündungsvorgang in der Leber selbst liegen. Zum anderen kann es aber auch bei verminderter Abwehrleistung der Leber zu einer erhöhten Produktion von Abwehrstoffen außerhalb der Leber kommen.

Auch bei einer **Schädigung** arbeitet die Leber noch eine lange Zeit ohne offensichtliche Störungen. Hinweise auf eine Lebererkrankung sind Klagen der Patienten über Müdigkeit, Konzentrationsstörungen, verstärkten Meteorismus, Juckreiz und Appetitlosigkeit. Durch eine verminderte Harnstoffsynthese oder Belastungen aus dem Darm kann es zu einem Anstieg der Ammoniakkonzentration im Blut kommen. Das mit dem Blutstrom ins Gehirn gelangende Ammoniak führt hier u. U. zur Enzephalopathie. Je nach Konzentration können leichte bis schwere psychomentale Veränderungen auftreten. Die ersten Symptome sind leichte Reizbarkeit, Konzentrationsstörungen oder chronische Müdigkeit. Sie werden aber häufig nicht als solche erkannt und bleiben daher oft unbehandelt.

Leberentzündungen entstehen zum Großteil durch Viruserkrankungen (Hepatitis-Formen A, B, C, D, E), oftmals bei einer zeitgleichen Schwächung durch Alkohol, vitaminarme Ernährung oder längere Medikamenten-Einnahme. Eine Leberentzündung kann ausheilen. Sie kann aber auch in eine chronisch gutartige Entzündung oder später über die Leberverfettung, die eine Schutzmaßnahme des Körpers ist, in eine Leberzirrhose übergehen. Die akute Leberentzündung gilt als häufigste Ursache für die Leberzirrhose.

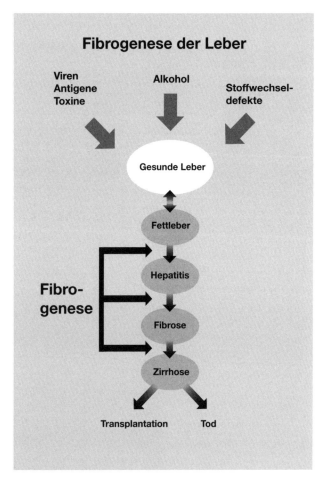

Zu einer **Leberverfettung** kommt es auch, wenn die Leber mehr Fett als normal – nämlich 30% und mehr ihres Eigengewichts – einlagert. Eine länger bestehende Fettleber führt zu deutlichen Einschränkungen der Leberfunktionen. Von ihr sind heute nach Prof. H. Kornhuber, Uni Ulm, 84% der Männer und 72% der Frauen betroffen. Die gesunde Leber ist fettarm, sie enthält nur zwischen 2 und 5 Prozent ihres Trockengewichts unsichtbares Fett in Form von gespeicherten Fetten, Phospholipiden und Cholesterin.

Bis zu 10% der Erwachsenen in westlichen Ländern haben eine Fettleber, ohne dass eine Ursache wie Alkoholabusus oder Virusinfektion gefunden wird. Bei jedem Dritten entwickelt sich daraus eine Leberzirrhose (Ärztezeitung, 7.7.2003). Die Fettleber wird meist durch eine übermäßig kalorienreiche Ernährung (Übergewicht), Medikamentengebrauch oder -missbrauch und/oder regelmäßig überhöhten Alkoholkonsum verursacht. Auch ein schlecht eingestellter Diabetes mellitus und Gefäßverkalkungen (Arteriosklerose) können die Bildung einer Fettleber nach sich ziehen. Eine Fettleber kann sich aber bei entsprechender Behandlung wieder zurückbilden.

Die **Leberzirrhose** ist quasi ein großes Sterben leistungsfähiger Leberzellen zugunsten funktionslosen Bindegewebes, das den zerstörerischen Zwang entfaltet, in die letzte noch intakte Organsubstanz hineinzuwachsen und sie endgültig zu verdrängen. Diese Fibrogenese kann durch Fehlernährung, Stoffwechseldefekte, Viren, Xenobiotika oder Alkohol ausgelöst werden. Sie führt von der Fettleberentwicklung u. U. zu Hepatitisvarianten, über die Fibrose, die noch umkehrbar ist, zur Zirrhose. Das Bindegewebe kann die Leistungen der Leber nicht übernehmen, so dass die Stoffwechselleistungen der Leber zunehmend schlechter werden. Auch **Ikterusformen** können in die lebensbedrohende Zirrhose führen.
Eine lang andauernde Überbeanspruchung ist die häufigste **Ursache** für Störungen der Leber- und Gallenwegsfunktion. Die Hauptursache für Leberschäden stellte früher der übermäßige Alkoholgenuss dar. Alkohol wird, wie viele andere Giftstoffe, die in unseren Körper gelangen, mit Hilfe der Leber „entsorgt". Heute stellt sich **die Situation** schon anders dar. Hauptverantwortlich für die Leberschwächen und Erkrankungen sind

Fehlernährung, Völlerei, Industriekost, Bewegungsmangel, Übergewicht, endogene und exogene Toxine, Belastungen aus der Umwelt, Medikamente, Genussgifte und Virusinfekte. Nicht nur die zu großen Mengen an Eiweiß und Fett spielen eine Rolle, sondern insbesondere die biologische Qualität und Zubereitung. Die Leber kann dem Organismus nur hochwertige Bau- und Betriebsstoffe liefern, wenn die Rohstoffe von bester biologischer Qualität sind. Schwache Knorpel, Sehnen und Bindegewebe sind u. a. auf Defizite in diesem Bereich zurückzuführen.

Die ursächliche Beziehung von Darm und Leber und die daraus resultierenden Belastungen konstatierte 1932 der schon zitierte Prof. Friedländer:
„Das mächtigste Entgiftungsorgan ist die gesunde Darm-

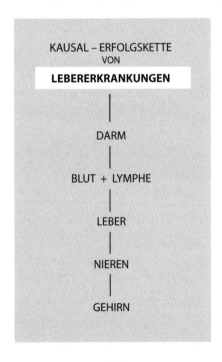

schleimhaut. Hier beginnt die Kosmetik von innen. Das zweitmächtigste Entgiftungsorgan ist die Leber!"

Eine **ursächliche Erfolgskette** Darm - Pfortader - Leber - Blut - Nieren gestaltet über das Blut und die Lymphe die individuelle Lebensqualität. So neutralisiert die Leber z. B. das Darmammoniak zu Harnstoff und macht es so nierenpflichtig zur Ausscheidung. Gelingt das nicht, kann es zu Hirnbelastungen oder Rheuma kommen. Besonders die Blähsucht führt zu Überforderung und Schädigung des Lebersystems.

Hinweise auf eine Lebererkrankung sind Klagen über Müdigkeit, Konzentrationsstörungen, ein verstärkter Meteorismus, Oberbauchbeschwerden, Appetitlosigkeit und Fettintoleranz. Auch Pseudoallergien, Hypoglykämie, allgemeine Krankheitsanfälligkeit und Depressionen können Symptome sein. Durchschlafstörungen mit Aufwachen in der Zeit von 1 – 3 Uhr bei Unruhe, Kopf- oder Augenhintergrundschmerzen sind typische Zeichen.
Die **Haut** kann Hinweise in Form von Verfärbungen als Gelbsucht oder Hämatome geben, sowie Altersflecken. Weitere Zeichen sind Palmarerythem, Hautdefekte oder Dupuytren-Kontraktur der Innenhand. Weißnägel, Spider naevi, Lackzunge, Varizen oder Xanthelasmen aus Cholesterinablagerungen an den Augenlidern seien auch noch erwähnt.
Der Zustand der Haut ist im wahrsten Sinne des Wortes ein Spiegelbild der Leberfunktion. So zeigt auch die Akne letztlich eine Leberschwäche. Der Fettstoffwechsel ist gestört. Auf den Zusammenhang von Leberfunktion und Knorpelqualität sei nochmals verwiesen. Hier könnten unsere Spitzensportler noch viel lernen, die häufig Verletzungen in diesem Bereich

erleiden – bei hohem Konsum von teils minderwertigem tierischen Eiweiß.

„Heilung aus uns selbst!" Dieses Bestreben sollte besonders für das zentrale System von Leber und Galle gelten. Seine Vielseitigkeit und die Multikausalität der Erkrankungen verlangen zwingend eine holistische Behandlung, stark individuell geprägt.

Die klassische Medizin steckt im Vergleich zu anderen Krankheitsbildern in der Lebertherapie noch in den Kinderschuhen. Das spiegelt sich auch im Arzneimittelangebot für nachhaltige und möglichst wenig belastende Präparate wieder. So ist die Naturheilkunde prädestiniert, hier hilfreich anzusetzen. Auch die noch relativ junge **Ernährungswissenschaft** bietet wenig gesicherte Erkenntnisse. Die Eiweißfrage ist dafür ein krasses Beispiel. Jahrzehnte war Quark das diätetische Heilmittel erster Wahl. Heute ist dieses stark leberunfreundliche Nahrungsmittel vom Speiseplan verbannt. Auch der Speisefettsektor birgt noch viele Unsicherheiten.

Basis und Schwerpunkt einer erfolgreichen Leberbehandlung ist die Korrektur der Lebensweise. Vermittlung von Erkenntnissen und individuell abgestimmte Maßnahmen müssen gemeinsam von Therapeut und Patient erarbeitet werden. Vorgefertigte Pläne und Anleitung sind nur bedingt sinnvoll.

Ein vorrangiges Ziel sollte sein, die Leber zu entlasten, ihr Gelegenheit zur Erholung und Regeneration zu geben. Hier wären 6 Wochen eiweißarme Kost angezeigt und sehr empfehlenswert. Diese Form der Umstellung ist vom Betroffenen ohne besondere Risiken selbst zu bewältigen und bietet eine solide Basis für einen Therapieerfolg, nicht nur bei Lebererkrankungen.

Angezeigt sind weiterhin die **Darmreinigung** mit salinischen Salzen oder besser durch hohe Einläufe und die Darmentlastung durch bewusstes Essverhalten und ausreichende Bewegung. Diese dient dem besseren Sauerstoffangebot für Blut und damit Leber. Eine Langzeitmaßnahme und Prävention wäre der konsequente Einsatz des Yucca-Pulvers, also der Golden Yacca Pur Kapseln.

Der Kostplan muss individuell gestaltet werden. Rohkost wird oftmals zunächst nicht vertragen, da sie bei gestörten Darmverhältnissen durch übermäßige Gärung direkt vergiftend wirken kann. Erhitzte Fette sind von einer geschädigten Leber einfach nicht zu knacken. Die Kombination Mehl + Fett + Zucker kann zum sogenannten „Apfel- oder Butterkuchensyndrom" (Dr. A. Vogel) führen, mit Meteorismus, Verkrampfungen, Gasblasen und explosionsartigem Stuhl.

Die wahren Risiken werden gern vernachlässigt. Die meisten Verbraucher sehen beim Thema Ernährung die größten Gefahren bei Umweltgiften und Zusatzstoffen. Wissenschaftlich belegt ist aber, „dass das größte Risiko von falscher Ernährung und ungesunden Essgewohnheiten ausgeht."

Die Eiweißfrage ist bei Leberkrankheiten nach wie vor offen. Wie viel Eiweiß, welches Eiweiß und in welcher Zubereitung? Eine eiweißarme Kost für 6 Wochen, wie oben ausgeführt, ist eine solide Basis für die Grundbehandlung. Sie könnte in gewissen Abständen erfolgreich wiederholt werden. Ansonsten ist es m. E. entscheidend, dass der Lebergeschädigte Maß hält und auf die biologische Qualität des Eiweißes achtet, die durch Erzeugung, Verarbeitung und Zubereitung bestimmt wird. Biologisch minderwertige Eiweißbausteine können keine hochwertigen, körpergerechten Knorpel, Sehnen, Kapseln ergeben. Fertigprodukte und Mikrowellenkost könnten problematisch sein. Fischeiweiß wird nur ganz frisch toleriert. Zur umstrittenen **Eiweißfrage**, ob tierisch oder pflanzlich und welche Mengen, sei betont, dass Quantität und „Qualität" ausschlaggebend sind.

Nahrungsergänzungsmittel werden in allen Variationen massiv angeboten. Sie mögen teils ihre Berechtigung haben, doch der Leberpatient sollte Vorsicht walten lassen. Manche Präparate sind reine Retortenprodukte und enthalten biologisch minderwertige Rohstoffe oder Kombinationen, die wenig leberverträglich sind.

Die lebensgerechte Ausrichtung der verschiedenen Daseinsebenen ist grundlegend. Hier sei das biologische Milieu in den Vordergrund gestellt, da in diesem Bereich am ehesten saniert werden kann, mit positiven Auswirkungen auf die anderen Ebenen. Der metabolische Motor Leber dient als Regulierungszentrale im vielseitigen Stoffwechselgeschehen. Die tief greifenden Zusammenhänge von Körper- und Hirnstoffwechsel zeigen sich bei Enzephalopathie durch Ammoniak aus dem Darm und vordergründiger Behandlung mit Lactulose.

Das hochsensible Lebersystem reagiert am besten auf den Einsatz von Isopathie, Homöopathie, Biochemie, Phytotherapie, orthomolekulare Substanzen im natürlichem Verbund, physikalische Maßnahmen, Heilfasten und Ernährungshilfen. Entgiftungskuren, Organextrakte und Aminosäuren können vorsichtig eingesetzt hilfreich sein. Akute Leber-Gallestörungen können durch Einlegen von Fastentagen, Trinken einer großen

Menge heißen Wassers in der chronobiologischen Leberzeit von 1 bis 3 Uhr nachts gelindert werden. Alkalisierung zur Unterstützung der Darm- und der Leberfunktionen, Sanierung der Darmverhältnisse und Bevorzugung von basisch wirkenden Lebensmitteln sind hilfreich.
Wer ganz schnell wieder ins Lot kommen möchte, sollte neben dem empfohlenen Wassertrinken hohe Einläufe machen; nicht zu vergessen die heißen Feuchtwickel auf den Leberbereich und das leichte Schröpfen der Leberzone. Löwenzahn und Salbei wirken als Tee reinigend und stimulierend.

Die Fettleber als Folge von Fehlernährung, Völlerei oder Genussmittelmissbrauch erfordert strikte Umstellung der Lebensweise. Eiweißarmes Fasten ist auch hier von verblüffender positiver Wirkung. Grundlage der Therapie ist das Wiederherstellen einer funktionsfähigen Darmschleimhaut, um die chronische Entzündung abzubauen und Voraussetzungen zur Leberregeneration zu schaffen. Nur sie ist mit einer symbiosegerechten Flora in der Lage, eine gesunde Abwehr zu entwickeln und das Übertreten von belastenden Stoffen in Blut und Lymphe zu verhindern. Hier ist m. E. das Mittel der Wahl der regelmäßige Gebrauch des Pulvers der Yucca Schidigera.
Saponine und Resveratrol reinigen, aktivieren und bauen die chronischen Entzündungsherde ab bzw. beugen vor. Die Gallengänge und die Konsistenz der Galle an sich werden sehr positiv durch die reinigende Kraft und die physikalischen Eigenschaften der Saponine beeinflusst. So wäre besonders den PBC-Kranken geholfen. Bei der primär biliären Zirrhose (PBC) setzen sich in einem schleichenden Prozess die Gallengänge durch Gallenkristalle zu. Die Betroffenen müssen ständig belastende Medikamente einnehmen, um das Stadium der kom-

pletten Leberschrumpfung hinauszuschieben. Das Resveratrol könnte u. U. noch Leberzellen länger erhalten.

Generell ist das Ausgleichen des Säure-Basen-Haushalts, striktes Meiden von Milch- und Hühnereiweiß, Schweinefleisch und Zitrusfrüchten, Regelung des Wasserhaushalts durch ausreichendes Trinken hochwertigen, also mineralstoffarmen Wassers und viel Bewegung an der frischen Luft hilfreich.

Saponine, die in Salbei und in der Palmlilie Yucca Schidigera in verträglicher Form gegeben sind, stimulieren über die **Nebenniere** das Vegetativum – und damit auch Leber und Pankreas. Dieses Aktivieren der NNR wirkt sich auf das gesamte Hormonsystem positiv aus. Diesen Erfolg kann der Verfasser durch eigene Erfahrung nur dankbar bestätigen.

Eine Alltagshilfe könnte in angenehmer Form der Hafer sein. Selbst die Firma „Köllnflocken" vermarktet die Heilkraft der Saponine in ihren Produkten als Cholesterinsenker. Im Gegensatz zu den Statinen wird hier die Hilfe über den natürlichen Weg, wie durch das Yucca-Pulver, bei der Regulierung des Fettstoffwechsels der Leber unbewusst gewählt.
Gesundes Altern hängt sehr von einer guten Funktion des Lebersystems ab. Anti-Aging ist als Unwort der letzten Jahre in aller Munde. Präventive Pflege der Leber ist ein guter Weg im Sinne des Pro und lässt sich durch bewusste Lebensweise verwirklichen. Gute Erfahrungen sind mit dem Einsatz der Produkte aus dem Pflanzenpulver Yucca Schidigera, also mit der „Gesundheit aus der Wüste" gemacht worden, und aus persönlicher Erfahrung nur zu empfehlen. Potenziert werden die positiven Auswirkungen durch Trinkwasser mit Quellwasserqualität.

Zum Schluss sei nochmals betont, dass zur ganzheitlichen Behandlung alle Daseinsebenen gehören, so besonders auch die psychische und mentale. Sichere Hinweise zur Beurteilung des Therapieverlaufs geben Laboruntersuchungen, Hautzustand und Stimmung. Bei manchen Patienten kann die Schrift Aufschluss über die Qualität der Leberfunktionen geben. Bei Besserung wird das vorher unausgeglichene und verzerrte Schriftbild ausgeglichener und besser lesbar.

7.7 Rheuma in seiner Vielfalt

Die Volkskrankheit Rheuma zeigt sich in verschiedenen Formen, akut entzündlich oder chronisch degenerativ. Jeder 5. Bundesbürger ist betroffen. Entsprechend der vielfältigen gemeinsamen Grundursachen können nur nebenwirkungsarme, ganzheitliche Basisbehandlungen erfolgreich sein. Diese erfordern eigene Erkenntnisse und Aktivitäten durch „mehr Wissen".

Die Symptome des rheumatischen Formenkreises sind vielgestaltig. Es gibt bis zu 400 Krankheitsbilder. Betroffen sind viele Körperbereiche. Entsprechend muss die Therapie im Sinne der Ganzheitsmedizin geführt werden. Dazu bietet sich die Erfahrungsheilkunde an.

Rheuma ist ein Sammelbegriff für Erkrankungen des Bewegungsapparates, besonders des Skeletts und des Bindegewebes. Betroffen sind Sehnen, Muskeln, Knochen, Gelenke.

Wir unterscheiden:
– entzündliches, degeneratives Rheuma
– Weichteilrheuma und Fibromyalgien
– Arthritis, Arthrose, Polyarthritis (PCP)

– Ischias, Lumbago, Epikondylitis, Tendovaginitis, Bursitis
– Osteoporose, Gicht

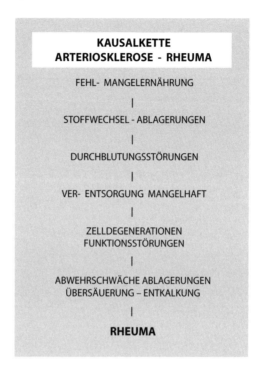

Die primären Ursachen sind teils umstritten, doch die Einsicht wächst, dass diese Systemerkrankung Rheuma in erster Linie ernährungs- und wohlstandsbedingt ist, mit Überreaktionen des Bindegewebes und des Lymphsystems, letztlich auch des Systems der Grundregulation (Pischinger Raum).
Genannt werden außerdem:
– genetische Faktoren,
– Streptokokken-Infektionen,
– Allergien, Nahrungsmittel-Unverträglichkeiten,
– Degeneration der Darmschleimhaut,
– Belastungen der Darmlymphe,

– Herde und Störfelder (Zahn- oder Kieferbereich),
– Durchblutungsstörungen und Lymphstau,
– exogene und endogene Übersäuerung,
– Ablagerungen aus Harn- und Gallensäuren,
– nicht körpergerechte verstoffwechselte Eiweiße,
– Nahrungseiweiß in zu großer Menge oder minderer Qualität,
– Darmdysbiosen und Mykosen.

Rheuma kann sich in verschiedenen Ausprägungen aus einer **Kausalkette** von Fehl- oder Mangelernährung, Stoffwechselstörungen und ihren Ablagerungen, Übersäuerung des Gewebes, Durchblutungsstörungen, Ver- und Entsorgungsdefiziten, Zelldegeneration und entsprechenden Funktionsstörungen entwickeln.
Kollagenfasern binden besonders stark Säuren. Dadurch sind **Knorpel, Sehnen und Knochen** besonders anfällig. Sie werden hart und brüchig, verlieren an Volumen und Schmierfunktion, Oberflächen reiben aufeinander, dadurch entsteht Abnutzung. Sehnen verlieren Elastizität. Verschiebungen und Fehlstellungen als Folge (Knie, Hüfte). Verhärtung und Verspannung der Muskeln (Ischias, Lumbago). Azidose des Gewebes oft durch Leistungssport. Latente Azidose durch pathologisch belastete Organe und Entgleisungen im Säure-Basen-Haushalt.

Die Leber steht beim Purin- und Eiweißstoffwechsel an erster Stelle und ist damit für den Harnsäurezyklus entscheidend. Sie bereitet die Abfallprodukte aus dem Eiweißstoffwechsel auf, befestigt diese an Transportglobuline mit Ziel Ausscheidungsorgan „Niere". Vorrangig ist aber immer die Entsorgung von Toxinen. Harnsäure wird zur Not in das Bindegewebe abgeschoben. Der Harnsäurespiegel des Gewebes gibt Anhaltspunkte für Störung. Ist der Harnsäurespiegel im Blut ständig sehr hoch, bestehen bereits große Schäden. Harnsäurekristalle können im Knorpelgewebe eingelagert werden (Heberden-Knoten). Dadurch kommt es zum Schmirgelpapiereffekt und Entzündungen.

Eine Besonderheit zeigt sich an den Gelenken. Den Kapillaren der Gelenkbereiche fehlt die Basalmembran, der eigentliche Filter zum Schutz. Sie sind dadurch für belastende Stoffe, wie Säuren, Harnkristalle, Erreger, Fremdeiweiße durchlässig. Die Folgen sind lokale Entzündungen durch Bakterieneiweiße oder unterschwellige Rheumaformen, wie Polyarthritis durch Viruseiweiße. Durch Pfortaderstau wird Eiweiß über Umgehungswege dem ordnungsgemäßen Abbau entzogen und zur Belastung in Form von Rheuma.

Die Gelenkflüssigkeit besteht aus Lymphe. Sie ist das **Schmiermittel** der Gelenke. Wir wissen seit F. X. Mayr aber auch, dass die **Zusammensetzung der Lymphflüssigkeit ganz stark von den Verhältnissen im Darm abhängig ist**. Haben wir dort Zersetzungsprodukte durch Gärung oder Fäulnis, dann leidet auch die **Qualität unserer Lymphe**. Und entsprechend verschlechtert sich die Ernährung der Gelenke. Zusätzlich ist es notwendig, dass die Gelenke ausreichend bewegt werden. Die Bewegung presst einen Teil der Gelenkflüssigkeit in den Knorpel und verbessert damit von außen die Ernährung. Giftstoffbildung im Darm kann auch zum Hüftknorpel wandern und dort Schäden auslösen, Wenn man also Arthrosen der Hüften und der Knie vermeiden will, dann muss man auf eine optimale Darmfunktion, besonders des Dickdarms achten.

So sind die Therapieansätze besonders auf Lebensweise und Veranlagungen ausgerichtet. Eine Darmsanierung wird in der Regel angezeigt sein.

Das sogenannte **kollagene Bindegewebe** verbindet überall im Körper Organe, Nerven, Sehnen, Gefäße und Muskeln, schützt und umhüllt jedes einzelne Organ und grenzt unseren Körper gegenüber der Außenwelt ab. Darüber hinaus ist es auch in der Lage, Körperflüssigkeit zu binden: Nicht zuletzt besteht der erwachsene Mensch dank des Bindegewebes je nach Alter zu etwa 60 bis 70 oder sogar 80 Prozent aus Wasser.
Gerät der Flüssigkeitshaushalt des Bindegewebes in ein Ungleichgewicht, indem sich Substanzen ablagern, die nicht abgebaut werden, kann es zu einer Übersäuerung und Verschlackung des Gewebes kommen. Der Betroffene empfindet ein gewisses Gefühl der Starrheit und Schwere. Der Körper kann sich nicht mehr so gut gegen äußere Einflüsse abgrenzen, was in vielen Fällen in erhöhter Sensibilität und Schmerzempfindlichkeit sowie Wetterfühligkeit endet.

Dieser geschilderte Prozess kann u. a. zur Ausbildung des **Fibromyalgie-Syndroms** führen und zeigt, wie wichtig es ist, dass wir das Grundgewebe mehr beachten und pflegen sollten; denn gerade dort werden auch die Weichen für Gesundheit, Wohlbefinden und ein Altern ohne große Defizite gestellt. Bei dieser Rheumaform sind die Schmerzen besonders im Bereich des Brustbeins, der Brust- und Lendenwirbelsäule und der Hüfte. Es können dazu chronische Müdigkeit, Schlafstörungen, Kopfschmerz, Kälteempfindlichkeit, Reizdarm oder Reizblase kommen. Es tut eben alles weh! Korrektur der Lebensweise ist für eine erfolgreiche Therapie unabdingbar. Der Einsatz von

Saponinen und Resveratrol sind bei diesen chronischen Entzündungsvorgängen anzuraten. Hier könnte die „Gesundheit aus der Wüste", das Pulver der Yucca Schidigera, beim Beheben der primären Ursachen hilfreich sein.

Zu einer immer mehr in Erscheinung tretenden Erkrankung aus der großen Palette des Rheumas soll hier der Bericht des versierten Hausarztes Dr. med. Erno Manto aus Ungarn eingefügt werden.

Die Osteoporose ist eine Rheumaform, die stark verbreitet ist und sehr viel Leid bringt. Sie ist die häufigste allgemeine Knochenkrankheit. Die Masse der Knochen wird weniger, das Gefüge und die Funktion bauen sich ab. Die Gründe der Krankheit sind: Ernährungsstörungen, Rauchen, Alkoholverzehr, übertriebener Verzehr von Erfrischungsgetränken mit hohem Phosphatgehalt, Hormonstörungen (Östrogen), Bewegungsmangel und Bettlägerigkeit.

Symptome sind Rückgang der Körpergröße, Knochenbrüche, falscher Gelenkstand, Wirbelsäulenverkrümmung, Skoliose (seitliche Verkrümmung der Wirbelsäule). Wichtigste Komplikationen: Rückgratwirbelbruch, Oberschenkelhalsbruch, Invalidität. Die Diagnose wird aufgrund von Laboruntersuchungen, Röntgen, CT, Knochendichtemessungen (Densitometrie) und Gewebeprobeentnahme festgestellt. 10% der Bevölkerung leiden unter dieser Krankheit. 2/3 der Kranken sind Frauen. Behandlung mit Kombination mehrerer Medikamente: Vitamin D, Kalzium, Fluor, Diphosphonat, Kalzitonin, Hormone (Kombination von Östrogen/Gestagen) und Anabolika. Die schädlichen Nebenwirkungen der Hormonbehandlungen sind noch nicht zufriedenstellend geklärt. Wichtig sind eine frische, kalziumreiche Ernährung und entsprechende kör-

perliche Aktivitäten. Zur Vorbeugung der Krankheiten dient die regelmäßige Verwendung von Heilkräutern und der daraus hergestellten Produkte.
Die von der Wüstenheilpflanze Yucca Schidigera hergestellte Nahrungsergänzung beinhaltet nur natürliche Stoffe. Ihr wichtigster Wirkstoff, Yucca-Saponin als natürliches pflanzliches Steroid, übt im menschlichen Organismus seine Wirkung in physikalischer Art aus. Es ist fähig, den Organismus zu reinigen und zu entgiften, sowie diversen Krankheiten vorzubeugen, oder sie zu heilen. Die Heilung bzw. Vorbeugung des Knochenschwundes wird durch die Saponine der Yucca Schidigera auf verschiedene Weise gefördert. Abgesehen von der Stress lösenden und der das Immunsystem stärkenden Wirkung der Saponine möchte ich hier nur die Tatsache hervorheben, dass die Entgiftungs- und Reinigungswirkung der Yucca sowie die positive Auswirkung auf den Verdauungstrakt bekannt sind. Die Yucca-Saponine fördern und verbessern die Verdauung der Nahrung und die Absorption der Nährstoffe. Es wird auch die Resorption von Kalzium, Magnesium und Eisen verbessert (Prof. Dr. Racz), die Stuhlverstopfung wird beseitigt, die als chronischer Stress den Organismus vergiftet. Die Darmwände werden gereinigt, der Aufbau einer normalen Darmbakterienflora wird gefördert und dadurch die normale Funktion des Immunsystems.

Die Knochendichtemessungen und die Rückmeldung über den besser werdenden Zustand unserer Patienten mit Knochenschwund beweisen die schützende und wiederherstellende Wirkung der Golden Yacca Produkte."
Im Herbst 1996 stand anlässlich eines internationalen Symposiums in Bratislava über pflanzliche Saponine, in der Medizin

allgemein und besonders in der Rheumatologie, die Yucca Schidigera im Mittelpunkt. Ärzte aus der Slowakei, Ungarn und Rumänien berichteten über ihre positiven Erfahrungen und forderten zu intensiver Forschungsarbeit auf.

In der Humanmedizin wird von Erfolgen durch Yucca-Gaben, in Form von Pulver oder Kapseln, bei verschiedenen Stoffwechselstörungen (Diabetes, Leber-Galle, Cholesteringehalt), Blutdruckabweichungen, Arteriosklerose, Ekzemen und dem rheumatischen Formenkreis berichtet. Durch Senkung des Ammoniakgehaltes im Stoffwechselgeschehen werden anscheinend Leber- und Hirnfunktion entlastet. Hier eröffnen sich neue Möglichkeiten der Prophylaxe.

Bedeutende Ergebnisse klinischer Studien zu GOLDEN YACCA nach Dr. med. Otto Sova, 2007

Die Erfolgsquote

Arthrosen	87 %	Herzkrankheiten	81 %
Hypertonie	85 %	Gallensteine	92 %
Allergien	77 %	Chr. Müdigkeit	95 %
Blutfettgehalt	84 %	Rückenschmerzen	68 %
Tumoren (Krebs)	100 %	Obstipation	100 %
Altersdiabetes	83 %	Hämorrhoiden	81 %
Verdauungssystem	93 %	Migräne	52 %

Bedeutende Besserungen durch Yucca Schidigera-Kapseln bei den oben angeführten Krankheiten

Die Yucca Schidigera ist sicher kein Allheil- oder Wundermittel. Sie kann hochwirksame Medikamente nicht ersetzen, doch belastende Nebenwirkungen mildern und den Gesamtorganismus stärken. Das Pulver der Yucca Schidigera aus dem rauen Klima der Hochwüsten hat sich im palliativen Einsatz bestens bewährt.

7.8 Fasten, Entschlacken, innere Hygiene

Die Darstellungen zu Zahn- und Mundpflege, die zentrale Bedeutung unseres Gefäßsystems, die Darmgesundheit, die zu wenig beachtete Rolle der Leber und das rheumatische Geschehen bedürfen ergänzender Ausführungen zum Grundgewebe und der **Grundregulation**, denn dort werden wichtige Weichen zum Stoffwechselgeschehens gestellt. Schon immer haben sich die Menschen mehr oder weniger stark um die Reinigung der Körpersäfte bemüht, die ihre Basis aber in der Matrix, im Grundgewebe haben.

Im Rahmen des biologischen Alterns werden in den angesprochenen Bereichen die Weichen gestellt. Je mehr das **Grundgewebe**, die Zell- und Gefäßzwischenräume verschlacken, desto weniger sind Reaktionsvermögen und Regenerationsfähigkeit gegeben. Da sind dann Verjüngungskuren der verschiedensten Couleur gefragt. Ein großer Wellnessmarkt – besser Wohlfühlmarkt – hat sich in den letzten Jahren entwickelt und verspricht für die Zukunft profitable Zuwachsraten. Anti-Aging ist angesagt, ich würde eher vom Altern in Gesundheit und Wohlbefinden sprechen. Nur werden selten die eigentlichen natürlichen **Grundgeschehen** unseres Organismus oder eine gesunde Lebensweise entsprechend unserer biologischen Gegebenheiten berücksichtigt. Das betrifft auch die Thematik dieses Kapitels. Ausleiten, Entschlacken, Entsäuern oder Entgiften ist heute ein Modetrend geworden, fast so wie die ewigen Schlankheitsdiäten. Viele Mittel aus dem Bereich der Kräuter, der Algen und der Mineralstoffe sind in einer großen Vielfalt auf dem Markt. Wirkungsvoller und sicherer sind Heilfasten oder die Reduzierung des überschüssigen Eiweißes unseres Körpers nach Prof. Dr. Lothar Wendt und die präventive Korrektur der Lebensweise.

Bei diesen Maßnahmen zur **Entlastung von Stoffwechsel** und Reinigung des Grundgewebes ist es wichtig, dass Stoffwechselabfall und Ablagerung ausscheidungsfähig gemacht werden. Dafür gibt es zwei wichtige Komponenten als Hilfen, das sind Lösungsmittel und Wasser. Neben den körpereigenen Aufbereitungselementen steht uns mit dem Pulver der Yucca Schidigera und ihren Saponinen ein einfaches Mittel zur Verfügung, das am besten regelmäßig eingesetzt werden sollte, um nachhaltige Effekte im Rahmen der Gesundheitsprävention zu erzielen.

Ein **richtiges Heilfasten** oder eine eiweißarme Kost für 6 Wochen können durch den gleichzeitigen intensiven Einsatz von Yucca-Pulver und Quellwasser optimal gestaltet und sehr erfolgreich werden. Beim Heilfasten sollte darauf geachtet werden, dass keine feste Nahrung aufgenommen wird, die Flüssigkeitszufuhr in Form von reinem Wasser, Gemüseabsud und ganz wenig Obstsaft ausreichend gewährleistet ist, und für viel Bewegung gesorgt wird. Ganz entscheidend: Die Ausscheidungsfunktionen müssen optimal laufen. Es darf weder zum Stau noch zur Verstopfung kommen. Das kann durch

Freiwerden von Toxinen eintreten, die Verkrampfungen im Darmbereich hervorrufen. Dann ist der altbewährte Einlauf per Irrigator zwingend angesagt. Ansonsten kann es zu ernsten Zwischenfällen durch Funktionsstörungen kommen. Heilfasten sollte auch nur mit therapeutischer Begleitung durchgeführt werden, zumindest bei den ersten Versuchen.
Um Zwischenfällen vorzubeugen und die Fastenwirkung zu optimieren, kann der Einsatz von Yucca-Pulver bzw. -Kapseln sehr hilfreich sein, also nicht die „Seife für die innere Reinigung" vergessen. Besonders für die Älteren ist der Einsatz des Yucca-Pulvers angezeigt, da manche Körperfunktionen vielleicht nicht mehr ganz so gut laufen. Die Saponine und das Resveratrol aktivieren und stimulieren. Auf diese Weise kann auch die sogenannte Fastenkrise leichter überwunden werden.
Beim gezielten **Abbau des Eiweißüberschusses** in den Zellen, in den Gefäße und im Blut (nach Wendt) ist streng darauf zu achten, dass in den 6 Wochen wirklich kein tierisches Eiweiß gegessen wird. Fleisch, Fisch, Ei, Milch und entsprechende Produkte sind vom Speiseplan total zu streichen. Nur so kann der Abbau der den Stoffwechsel hemmenden Depots an den Zellwänden und die Normalisierung der Blutviskosität gelingen, und damit die Durchblutung des Körpers verbessert werden. Übrigens ein kleiner Trost: Butter und Sahne sind bei dieser Maßnahme erlaubt. Die zusätzliche Gabe von Yucca-Kapseln ist unbedingt zu empfehlen, um die regulierenden Auswirkungen dieser Entrümpelung und Regeneration noch zu optimieren.

Saponine wirken anscheinend über die Nebennierenrinde stimulierend auf den Hirnstoffwechsel, auf die Funktion der Botenstoffe, besonders des Serotonin. Das hat wiederum positive Effekte auf die anderen Drüsen des Hormonsystems und besonders auf das Zentralorgan Leber. So kann es zur Verbesserung der Hirnleistungen und der Stimmungslage kommen. Das ist manchmal auch am Schriftbild abzulesen. Gesicherte Erfahrung bei Leberzirrhose und ADHS-Fällen (Zappelphilipp-Syndrom) sind gegeben.

Sie erreichen mit diesen eigentlich einfachen und nebenwirkungsarmen Möglichkeiten den Effekt einer „Großen Stoffwechselkur", die besonders für Senioren sehr hilfreich sein kann. So kommt „Die Gesundheit aus der Wüste" zu uns direkt ins Haus.

7.9 Säuren und Basen in Balance

„Säure bedeutet den Tod – Base bedeutet Leben!" Solche Vereinfachungen führen in die Irre und sind absolut nicht hilfreich. Ein ganzes Marktsegment lebt heute von Maßnahmen zur Entsäuerung. Beide Komponenten gehören zur Regelung unseres Körpergeschehens. Der Säure-Basen-Haushalt sollte ausgeglichen sein und ein reibungsloses Funktionieren der verschiedenen Lebensabläufe gewährleisten.

Enzyme unseres Körpers können nur dann effektiv arbeiten, wenn in unseren Zellen und Körperflüssigkeiten ein bestimmter pH-Wert herrscht. Der für den menschlichen Körper optimale pH-Wert ist dann erreicht, wenn ein Gleichgewicht zwischen Säuren und Basen besteht. Die steigende Stressbelastung sowie der vermehrte Konsum von Kaffee, Alkohol und Süßigkeiten führen dazu, dass sich zu viele Säuren im Stoffwechsel bilden und die Balance zwischen Säuren und Basen empfindlich stören. Die Zellen können in diesem Milieu nicht mehr ihre volle

Leistung erbringen und auch das Bindegewebe altert durch diese Übersäuerung schneller. Säuren zerstören die Kollagen- und Elastinfasern und lassen das Gewebe schlaff und welk aussehen. Dazu greifen sie den Gelenkknorpel an und verursachen dadurch vorzeitige Verschleißerscheinungen.

Alle Stoffwechselvorgänge unseres Körpers sind auf ein bestimmtes biochemisches Milieu angewiesen. Eine bewusste Ernährung, die diese Zusammenhänge berücksichtigt, sorgt somit für eine spürbar bessere Vitalität.

Der sogenannte **pH-Wert** ist ein Maßstab für die entsprechenden Verhältnisse und zeigt an, ob Abweichungen vorliegen. Für die verschiedenen Körperflüssigkeiten, wie Blut, Urin oder Speichel, sowie die Gewebe und Organe sind die Werte sehr unterschiedlich. Die üblichen Messmethoden sind z. T. nicht sicher. Selbst die einzelnen Abschnitte des Verdauungstraktes sind auf unterschiedliche pH-Werte eingestellt. So braucht der Dünndarm basische Verhältnisse, der Dickdarm leicht saure.

Die vielen Fragen zur **Übersäuerung**, zu ihren Ursachen und die Maßnahmen zur Regulierung sind nach wie vor sehr umstritten. Hier nur einige grundlegende Hinweise aus langjähriger Erfahrung. Wie schon gesagt, sind die Verfahren zum Messen unsicher. Anhaltspunkte geben in erster Linie die vorliegenden Beschwerden oder Symptome der Betroffenen. Für viele chronische Krankheiten wird die latente Übersäuerung mitverantwortlich gemacht. Hier seien die schon erwähnten Formen des Rheumas, besonders Ischias oder Lumbago, Darm- und Stoffwechselstörungen, Arteriosklerose, Infektanfälligkeit, Ekzeme, brüchige Nägel und Haarausfall genannt. Depressive oder auch labile Stimmungslagen, selbst ein saurer Körpergeruch kann ein relativ sicheres Zeichen für Störungen in der Balance von Säuren und Basen im Körper sein.

> **Latente Azidose**
>
> – Müdigkeit
> – Abgeschlagenheit
> – Unwohlsein
> – Innere Unruhe
> – Schlafstörungen
> – Kopfschmerz
> – Konzentrationsschwäche
> – Hypotonie
> – Magenbeschwerden
> – Hautreaktionen
> – Karies
> – Rheumatische Beschwerden

Die **Ursachen** für eine latente Übersäuerung können wie die Symptome vielfältig sein. Natürlich spielt die Lebensweise die entscheidende Rolle. Doch muss man hier differenzieren. Auf jeden Fall ist es sehr wichtig, wie die Ernährung gestaltet ist. Eine zu eiweißreiche Kost führt schnell zu einem Übermaß an Säurebildung. Gemüse, Kartoffeln und Obst, oder generell gesagt, die vegetarische Kost ist eher basenträchtig.
Doch was oft nicht genügend beachtet wird, sind die körpergerechte Verstoffwechselung der Nahrung im Organismus und die Funktionsfähigkeit des Darms. Der Anfall und die Entsorgung der Stoffwechselsäuren sind ausschlaggebend.

Um eine gesunde Balance zu gewährleisten, muss z. B. die Niere optimal arbeiten und der Darm in Milieu und Flora in Ordnung sein. Stimmt der pH-Wert im Dickdarm nicht, kommt es zur Dysbiose, zu einer nachteiligen Veränderung des Bakterienbesatzes.
Dadurch werden vermehrt Darmgifte und besonders Ammoniak produziert. Diese Stoffe müssen von Leber und Niere letztlich neutralisiert und entsorgt werden. Wird die Leber jahrelang mit einem Übermaß an Ammoniak traktiert, reicht ihre Basenkapazität nicht mehr aus, und das Blut übersäuert. Die stärkste Quelle der Übersäuerung ist häufig der Dickdarm. So mancher gesund lebende Rohköstler fällt aus allen Wolken, wenn er von Rheuma geplagt wird und eine besonders rote Nase hat. Durch Dysfunktion des Darms kann es zur Fehlverdauung und Blähsucht kommen. Nur die gesunde Biokost allein genügt eben nicht, sondern die Stoffwechselorgane und besonders der Darm müssen in der Lage sein, damit fertig zu werden, sie optimal zu verwerten, – eben auch die Rohkost.
Eine dankbare Hilfe bei diesen Schwierigkeiten sind die **Saponine** mit ihrer reinigenden Kraft und ihren Mineralstoffen. Sie wirken zusammen mit dem Resveratrol stimulierend, entzündungshemmend und neutralisierend, besser gesagt, ausgleichend. Auch das Chlorophyll der Yucca sei hier als Antioxidans erwähnt.

Wird das **Darmmilieu** verbessert, normalisiert sich die Darmflora, erholt sich die Darmmukosa und die Darmfunktion wird ihren Aufgaben gerecht. Es kommt dann nicht mehr zur ständigen Überlastung von Leber und Nieren. Ein gutes Beispiel für die Ganzheitlichkeit unseres Körpers, die wir immer wieder beachten sollten. Auch hier kann uns die „Gesundheit aus der

Wüste", die **Yucca Schidigera**, dienlich sein. Sie hilft Jung und Alt bei Darmproblemen, Leberschwäche und Übersäuerung, die in der Tat schon ein Mehrgenerationenproblem darstellen. Die Weichen werden u. U. schon beim Säugling, beziehungsweise in der Schwangerschaft gestellt.

In den Ausführungen zum rheumatischen Formenkreis und zum Säure-Basen-Haushalt wurde immer wieder auf die Bedeutung des Grundgewebes oder, nach Prof. Pischinger, auf „Das System der Grundregulation" hingewiesen. Die Funktion dieser Lebensgrundlage ist besonders von dem Lebenselement Wasser abhängig, von dessen Qualität und Quantität. Manche Maßnahmen, die wir ergreifen, um Gesundheit und Wohlbefinden zu erhalten oder wieder zu erreichen, sind zum Scheitern verurteilt, wenn wir das System der Grundregulation vernachlässigen, wenn wir nicht genügend Wasser trinken oder dessen Qualität nicht bestens ist. So ist auch ein erfolgreicher Einsatz der wertvollen Phytamine der Yucca Schidigera von diesen Voraussetzungen mit abhängig. Hochwertiges Yucca-Pulver und Trinkwasser von bester Qualität in ausreichender Menge gehören unabdingbar zusammen.

8. Gutes Trinkwasser – für die Gesundheit unabdingbar

In der Geschichte der Menschheit und der Evolution im klassischen Sinne hat das Wasser fundamentale Bedeutung und eine tragende Rolle, deren wir uns heute letztlich nicht immer und nicht umfassend bewusst sind. Luft, Licht und Wasser

sind eben Selbstverständlichkeiten in unserem Dasein.
Die Aufgaben des Wassers in unserem Körper sind vielfältig. Es ermöglicht den Stoffwechsel, indem es als Lösungs- und Transportmittel von Substanzen dient, und ist für die Wärmeregulierung verantwortlich.
Der größte Teil des Wassers, das wir täglich aufnehmen, wird für die Ausscheidung von Stoffwechselprodukten und Salzen über die Niere benötigt. Viele Stoffwechselprodukte können aber nur ausgeschieden werden, wenn sie in einer bestimmten Konzentration im Wasser gelöst sind, also ausreichend Flüssigkeit im Körper vorhanden ist.

Ur- und Lebensstoff Wasser

Wasseranteil des menschlichen Körpers

Kind	70%
Erwachsener	60%
Greis	50%

Wassergehalt einiger Organe

Gehirn	90%	Blut	83%
Lunge	86%	Herz	75%
Leber	86%	Muskel	75%
Nieren	83%		

Ebenso, wie für Wasserlebewesen der Zustand des Wassers bedeutsam ist, in dem sie sich befinden, ist auch die Funktionsfähigkeit der menschlichen Körperzellen sehr stark von der Qualität der sie umgebenden Körperflüssigkeit abhängig. Die biologische und physikalische Qualität der die Zellen umgebenden Flüssigkeit ist von großer Bedeutung. Denn Nährstoffe und Sauerstoff werden nur bis zu den Kapillaren aktiv durch das Blut transportiert. Die Körperflüssigkeit wird mit Hilfe des Wassers andauernd erneuert. **Das System der Grundregulation** ist in Milieu und Funktionsfähigkeiten besonders von Menge und Qualität des angebotenen Wassers abhängig. Im Interstitium spielen sich die grundlegenden Lebensfunktionen ab.

Entscheidend für die Erhaltung der Gesundheit ist jedoch nicht nur die Quantität, sondern auch die Qualität des Trinkwassers. Die Diskussion darum, welches Wasser am besten ist, wird nach wie vor sehr kontrovers geführt. Zu beurteilen sind Wässer nach den chemischen, physikalischen und biologischen Eigenschaften. Die Trinkwasserqualität variiert regional. Wasseranalysen des Wasserwerks genügen nicht. Es müssen vor allen Dingen die Zuleitungen und die Installation berücksichtigt werden, so dass notfalls eine Probe des hauseigenen Wassers geprüft wird. Problematisch sind vor allen Dingen Blei- und Kupferleitungen. In landwirtschaftlich genutzten Gebieten liegt häufig auch der Nitratgehalt im Grenzbereich. **Der Weg des Wassers** vom Wasserwerk zur Entnahmestelle entscheidet mit über die angebotene Qualität.

Bei der **physikalisch** orientierten Betrachtungsweise legt man die Lebendigkeit des Wassers, die Struktur und den „energetischen Gehalt" zugrunde. Das hat vor allen Dingen seine Bedeutung, wenn Wasser als Bestandteil in eine Therapie einbezogen wird. Hier spielt die molekulare Struktur eine besondere Rolle, denn Wasser weist eine physikalische Besonderheit auf. Es bildet molekulare Verbundformen, sogenannte **Cluster**. Auch von ihrer Größe ist die Wirksamkeit des Wassers in unserem Körper abhängig.

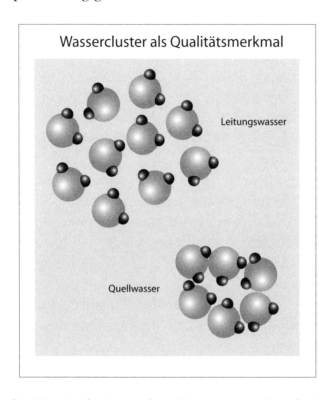

Durch die Manipulationen bei Gewinnung, Bearbeitung und Transport werden die Molekülverbände zu Großformen verändert. Die physikalische und biologische Wirkung des Wassers wird sehr stark nachteilig verändert. Die **Kleinstruktur** des natürlichen Bergquellwassers ermöglicht eine besonders gute Durchflutung unserer Körpergewebe und das Eindringen in die Zellen, und davon sind weitgehend unsere Gesundheit und Wohlergehen abhängig. Die großen Cluster behindern die Durchflutung und ausreichende Versorgung und Entsorgung.

Dieser Aspekt sollte auch bei den diversen Filter- und Veredlungsanlagen berücksichtigt werden. Die Natürlichkeit wiederherzustellen oder zu kopieren, kann technisch ein schwieriges Unterfangen sein.

Gutes Wasser hat unbehandelt eine physikalisch und biologisch besondere Struktur, ist also keine bloße Zusammenschüttung von reinen H_2O-Molekülen. Darauf weisen z. B. schon viele Versuche mit Gießwasser für Pflanzen hin, das vorher den Einflüssen eines magnetischen Kraftfeldes ausgesetzt wurde, und dessen Clusterstruktur sich durch Verwirbelung zur kleineren Gebirgsbachform verändert wurde. Die Pflanzen gediehen damit eindeutig besser als die Vergleichspflanzen, die „unmagnetisiertes" und nicht verwirbeltes Wasser erhielten.

So wird heute Trinkwasser durch Filtern, Verdüsen, zentripetale Verwirbelung und Magnetisieren in unterschiedlichen Verfahren veredelt und aufgewertet. Durch Einbringen von ionisiertem Sauerstoff kann das Trinkwasser den eigentlichen Verhältnissen der Bergquelle noch näher gebracht werden.

Seit Jahrzehnten gibt es zahlreiche Bemühungen, das Lebenselement Wasser statt des üblichen Leitungswassers in besserer Qualität anzubieten. Quellwasser, vitalisiertes, informiertes, magnetisiertes, ionisiertes, oxidiertes oder auch mit Sauerstoff angereichertes Wasser sind einige der Kreationen. Der Verbraucher steht total überfordert vor einer Vielfalt, die teils durch massive oder auch unsachliche Werbung eine Auswahl schwer macht. Entwicklungen wie die Osmose-Umkehrtechnik oder das sogenannte Basenwasser sind sehr kritisch zu bewerten. Sie greifen massiv in den Mineralstoffhaushalt ein.

Verwirbelung, Magnetisierung oder auch Vitalisierung sind zu empfehlen, wie z. B. bei den Bi-Quell-Geräten. Sie erreichen fast Bergquellwasserqualität mit natürlicher Clusterform, wo-

durch die Verfügbarkeit des Wassers für unseren Organismus wesentlich besser ist. Dadurch würden die wertvollen Phytamine der Yucca Schidigera in ihrer Wirksamkeit unterstützt, besonders die Saponine, wie schon oben erwähnt. Ein Trinkwasser dieser Qualität, mit zusätzlich eingebrachtem ionisiertem Sauerstoff, bietet auch das futo-mat-System.
Das Trinken von hochwertigem Wasser bewirkt Verbesserung der Lebensqualität, Steigerung der Leistungsfähigkeit, Minderung der Altersbeschwerden und dient der allgemeinen Gesundheitsvorsorge. Gerade Wasser kann auch ein Energiegetränk sein. Dazu gehört unabdingbar die körpergerechte Ernährung, individuell abgestimmt.
Die Mikrozirkulation und der Stoffaustausch im Kapillarbereich sind Grundlage unseres Wohlbefindens. Der erwähnte Abbau eines Eiweißüberschusses und die Zufuhr von ausreichend Trinkwasser in optimaler Qualität garantieren normalen Stofftransport, Versorgung und Entsorgung und damit körpergerechte Organfunktionen.

Da unser Körper, der aus 60 bis 70% Wasser besteht, täglich zwei bis zweieinhalb Liter Wasserverlust ausgleichen muss, ist die Qualität des Trinkwassers von maßgeblicher Bedeutung für den Gesamtzustand des Organismus.

9. Yucca Schidigera-Kombinationen

Im Laufe der Jahre stellte sich heraus, dass die Phytamine der Yucca sich auch sehr gut in der Kombination mit anderen sekundären Pflanzenstoffen bewährt haben. Sie ergänzen oder verstärken und kommen durch die anderen Stoffe selbst zu noch besserer Geltung. Von Therapeuten und Anwendern wurden Kombinationen von Yucca-Pulver mit Zusätzen entwickelt. Mediziner und Biologen aus verschiedenen Ländern waren an diesen Entwicklungen beteiligt, die nun die „Gesundheit aus der Wüste" zusätzlich bereichern. Hier nun zwei Variationen, deren besondere Inhaltsstoffe die Möglichkeiten zu Prävention und Gesundung des Verbrauchers erweitern.

9.1 Yucca Schidigera mit Ingwer

Unter Mitwirkung von Herrn Prof. Dr. Gabor Racz und Frau Prof. Dr. Elisabeth Racz von der Universität Pecs in Ungarn wurde nach umfangreichen Forschungsarbeiten ein effektives Pflanzenmittel durch die Kombination von Pflanzenpulver der wild wachsenden Yucca Schidigera mit Pulver von Ingwer entwickelt. Hier ein Porträt zum Ingwer (Zingiber officinalis, Roscoe), der bedeutsamen Ergänzung.

Ingwer ist wahrscheinlich **weltweit die beliebteste Medizin** und weit verbreitet als Zutat beim Kochen. Die Ingwerwurzel wird in der Ayurveda-Medizin seit Jahrhunderten als Heilpflanze verwendet, und ihr frischer scharfer Geschmack macht sie für die indische bzw. asiatische Küche enorm wichtig. Es gibt in Indien eine alte Redensart, die besagt: „There is no

tincture without ginger", was heißen soll, dass es keine Tinktur ohne Ingwer gibt. Die meisten ayurvedischen Heilmittel sowie homöopathischen Komplexmittel enthalten Ingwer, da dem Ingwer nachgesagt wird, dass er die **Heilfähigkeit anderer Pflanzen verstärken kann.**
Historisch gesehen wurde Ingwer als Verdauungsmittel genutzt, als Stimulans für den Kreislauf, als Fieber- und als Schmerzmittel und als Arznei gegen Erkältungskrankheiten.

Lange vor unserer Zeitrechnung wurde der Ingwer in Indien und China bereits differenziert angewendet: als Gemüse, als Gewürz, als regulierende Heilpflanze für das innere Gleichgewicht. Der traditionellen Medizin Chinas war das innere Gleichgewicht im Organismus wichtig, beschrieben als Balance zwischen kühler Yin-Energie und erwärmender Yang-Energie. Ingwer gilt da als Pflanze mit kräftiger Yang-Energie.
Die traditionellen Wirkungsprofile des Ingwers sind im Ayurveda: Stärkung des Kreislaufs, Darmreinigung, Schutz vor Blutgerinnseln und Linderung von rheumatischen Entzündungen.

Die Ingwerpflanze ist eine tropische Rhizompflanze mit bis über 20 cm langen, schmalen Blättern. Ihr ausdauernder Wurzelstock ist kriechend und verzweigt sich weit. Aus ihm bilden sich einjährige, über einen Meter hohe Triebe. Die gelben Blüten besitzen ein gelb-braun-violett geflecktes Staubblatt und sitzen in einem zapfenartigen Blütenstand. Der Ingwer-Wurzelstock spielte schon seit der Antike in der chinesischen und indischen Medizin eine große Rolle. In einigen tropischen Ländern wird er traditionell als Mittel zur Bekämpfung der Bilharziose eingesetzt. In der asiatischen Küche wird Ingwer vor allem als Gewürz genutzt. Auch in der Lebensmittelindustrie wird der Ingwer bei der Herstellung von Ginger Ale (Ingwerbier) gebraucht.

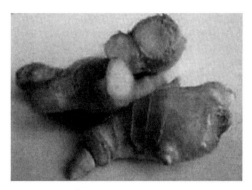

Ingwer-Knollen

Die Hauptwirkstoffe (Gingerole) sind im Harz (Oleoresin) enthalten, dessen Anteil in den getrockneten Wurzelstöcken rund sechs Prozent beträgt. Die Gingerole im frischen Ingwer sind mild-scharf im Geschmack. Wenn die Wurzelsprosse getrocknet werden, entstehen aus den Gingerolen durch Wasserabspaltung die schärfer schmeckenden Shogaole.

Daneben enthalten die Ingwer-Rhizome ätherisches Öl mit Curcumen, das dem bekannteren Curcumin aus Gelbwurz ähnlich ist. Im Organismus des Menschen wirkt Curcumen zusammen mit den Gingerolen entzündungshemmend, ähnlich wie synthetische Antirheumatika.

In den Ursprungsländern wird Ingwer bei Fieber, Rheuma und entzündlichen Lebererkrankungen angewendet. In diesen Ländern mit traditionellem Gebrauch von Ingwer und Curcuma als Nahrungs-, Gewürz- und Arzneipflanzen ist die relative Zahl von Krebs- und Demenzerkrankungen weitaus niedriger (um rund zwei Drittel) als in Europa oder den USA.

Bewertung der Inhaltsstoffe:
1. Sie schützen Zellstrukturen vor überschießender Oxidation, somit vor schwerwiegenden Alterungsprozessen. Durch Senkung der Oxidationsquote von Cholesterin wird das Arterioskleroserisiko gemindert.

2. Sie wirken entzündungshemmend durch Modulation von Botenstoffen im Bindegewebe. Überschießende Entzündungsvorgänge treten mit dem Älterwerden häufiger auf. Sie sind auch am Entstehen der Arteriosklerose und der Demenz vom Typ Alzheimer beteiligt, auch als begleitende Therapie rheumatischer Erkrankungen. Durch stetige Entzündungshemmung mit gut verträglichen Pflanzenstoffen kann die Quote dieser Erkrankungen gemindert werden.

3. Positiv für Herz und Kreislauf ist auch die Cholesterinsenkung, wie die Pharmazeutin Anja Riyazi ausführt, unter anderem „durch eine verstärkte Umwandlung des Cholesterins zu Gallensäuren". Für Rheumatiker ist Ingwer dadurch interessant, dass er die Bildung der Prostaglandine einschränkt, einem Stoff, der sonst die für Entzündungen typischen Schwellungen und Rötungen einleitet. In einer Studie der dänischen Odense-Universität wurden 56 Arthritis-Patienten mit einem Ingwer-Extrakt versorgt, drei viertel der Studienteilnehmer berichteten drei Monate später von deutlichen Linderungen ihrer Symptome.

4. Unübertroffen gut ist die Wirkung von Ingwer bei Reisekrankheit und zur Linderung von Übelkeit bei Kranken, bei Verdauungsstörungen oder subazidem Magen, bei entzündeter Magen- und Darmschleimhaut und zur Blutreinigung.

In anderen Untersuchungen half Ingwer bei Übelkeit in Folge von Operationen, Schwangerschaft und Chemotherapie. Er zeigt also seinen stabilisierenden „Wurzelcharakter", dem Menschen in Zeiten von gesundheitlichen Krisen zu helfen und seine aufgewühlten Magenwände zu beruhigen; in überaus mannigfaltiger Weise. Problematisch ist allerdings, an die allgemein empfohlene Tagesdosis von zwei Milligramm zu kommen. Wer sich in asiatischer Küche auskennt, wird zwar damit keine Probleme haben, doch das ist ja hierzulande eher selten der Fall – und wenn, dann wird die gelbe Wurzel meist sparsam eingesetzt.

5. Der Ingwer ist, neben Grüntee, Knoblauch, Curcuma und Kohlarten, eine wichtige Komponente in der Gesundheitsvorsorge. Die tägliche Zufuhr von Ingwer in ausreichender Menge ist zu empfehlen. Heißes Wasser bringt die Inhaltsstoffe vermehrt zur Entfaltung.

Beide Heilpflanzen entwickeln ihre hochwertigen Inhaltsstoffe optimal, wenn sie wild oder unter guten biologischen Anbaubedingungen aufwachsen. Saponine, Resveratrol, verschiedene Polyphenole und Yuccaole, also eine ganze Palette von Phytochemikalien, bietet die Yucca Schidigera in dieser Partnerschaft an. Der Ingwer wartet hauptsächlich mit Gingerolen, Curcumen und Shoagolen auf.
In ihren pharmakologischen Eigenschaften ergänzen und verstärken sie sich. Die Kombination bietet, durch einen sinnvollen Synergismus und Ganzheitlichkeit des jeweiligen Pflanzenpulvers, für viele Bereiche und Bedürfnisse unseres Organismus Hilfen zur Wiedererlangung der Gesundheit bzw. zur Prävention an. Sie kann manche Funktionsstörungen und Belastungen

im alltäglichen körperlichen und seelischen Geschehen lindern oder auch abwehren.

Beide Pflanzen dienen der inneren Hygiene. Sie reinigen und aktivieren generell die Schleimhäute, sei es im Verdauungstrakt, im Bereich der Atemwege, Stirn- oder Nebenhöhlen, aber auch der Gelenke.

Inhaltsstoffe der Yucca lösen Ablagerungen und verhindern das Andocken von Parasiten an den Schleimhäuten, und die Stoffe des Ingwers treiben „unerwünschte Untermieter" aus. Die Saponine und das Resveratrol stimulieren den Stoffwechsel der Zellen und das Hormonsystem. Der Ingwer verstärkt diese Einflüsse und regt besonders die Sekretionen der verschiedenen Drüsen an, besonders von Leber, Galle, Bauchspeicheldrüse und Magenschleimhaut. So fließen die Verdauungssäfte besser, und generell wird das Milieu im Verdauungstrakt verbessert. Dadurch wird die Darmflora gestärkt und kann ihren vielfältigen Aufgaben besser gerecht werden. Es kommt zu weniger Belastungen durch Stoffwechselabfälle oder Darmgifte, wie Ammoniak, Indol oder Skatol.

Die positiven Auswirkungen zeigen sich signifikant am Gefäßsystem, und das bis in die feinsten Kapillaren und letztlich bis in das Interstitium. So bringen Yucca und Ingwer mehr Harmonie und Schwung in das körperliche Geschehen. „Du bist so jung bzw. so alt wie Deine Gefäße."

Yucca Schidigera und Zingiber officinalis sind ein gutes Gespann, aber nur, wenn sie guter Herkunft sind und schonend „in toto" verarbeitet worden sind.

9.2 Yucca Schidigera mit Gerstengrassaft

Die Kombination der Wildpflanze Yucca Schidigera mit der vital- und nährstoffreichen Gerste aus den USA-Bundesstaat-Utah wurde 1992 konzipiert. Sie bietet viele unentbehrliche Vitamine, z. B. die wertvollen B-Vitamine, Aminosäuren, Spurenelemente und Mineralien, wie Magnesium, Kalzium und Eisen, in einem naturgegebenen Synergismus, der hohe biologische Wertigkeit ergibt.

Die Yucca Schidigera aus Nordamerika und die alte Kulturpflanze Hordeum sativum aus Mittelasien könnten in ihrem Charakter kaum unterschiedlicher sein, doch gerade darum ergänzen sie sich in ihren positiven Wirkungen auf unsere Gesundheit, Leistungsfähigkeit und unser Wohlbefinden.

Die Wildpflanze Yucca bildet unter den harten klimatischen Bedingungen ihrer Heimat Vitalstoffe und Antistress-Substanzen zum eigenen Überleben. Nicht umsonst nannten die Indianer im Südwesten Nordamerikas die Yucca „Baum des Lebens". Aufgrund der Zusammensetzung aus vielfältigen sekundären Pflanzenstoffen, Enzymen, Vitaminen, Mineralstoffen und Spurenelementen dient Yucca-Pulver heute vorzüglich zur Gesundheitsförderung, nachgewiesen durch zahlreiche wissenschaftliche Studien.

Die Kulturgerste wächst im Gegensatz zur Yucca auf besonders nährstoffreichen Böden heran, die von Natur aus mit einem hohen Anteil an Mineralstoffen und Spurenelementen angereichert sind. Sie weisen einen hohen Grad an natürlicher Fruchtbarkeit auf. Ursache dafür ist ihre Entstehung. Sie bildeten sich aus Sedimentschichten alter Vulkanseen. Dadurch ist das grüne Gerstengrassaft-Pulver so reich an Vitalstoffen aller Kategorien.

Das grüne Gerstengrassaft-Pulver, das aus den Gerstenhalmen zum Zeitpunkt des höchsten Nähr- und Vitalstoffgehalts geerntet wird, ist dafür bekannt, dass es Sonnenenergie, die durch die Photosynthese als Energieladung in lebenswichtige Nährstoffe eingebunden wird, enthält. Diese Gerste bietet eine perfekte Kombination von Vitaminen, leicht aufnehmbaren Eiweißbausteinen, Mineralstoffen, Spurenelementen, Enzymen und Chlorophyll, wie es in der Natur selten vorkommt.

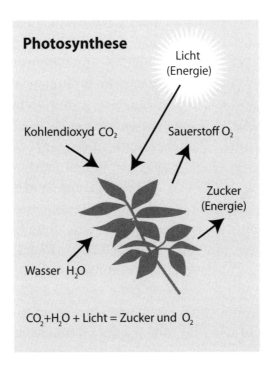

In dieser Kombination der beiden außergewöhnlichen Pflanzen kommt es zu einer idealen Ergänzung. Die Yucca Schidigera liefert in erster Linie Saponine, Resveratrol und weitere Phytamine, die Gerste eine wertvolle Palette von Vitalstoffen und

Chlorophyll – sie bringt einen beachtlichen Anteil basischer Elemente mit.

Die Saponine begünstigen die Aufnahme der Gerstenstoffe, indem sie seifenartig die Oberflächenspannung der Schleimhäute verringern. Dadurch können Nährstoffe besonders effizient resorbiert werden und schon kleine Wirkstoffmengen ihre ganzheitlichen Einflüsse optimal zur Geltung bringen.

Das Yucca-Pulver, gewonnen von der Yucca Schidigera aus den Hochwüsten des Nordwestens der USA, kommt der Herkunft nach aus dem Armenhaus Wüste, **das Gerstengrassaft-Pulver** aus der gefüllten Schatzkammer der Vulkanformationen.

Das Zusammenfügen der beiden hochwertigen, ganzheitlichen Produkte ergibt eine wesentliche Steigerung ihrer Auswirkungen auf Gesundheit, Leistung und Wohlbefinden, bei Mensch und Tier. Zahlreiche Studien und Erfahrungsberichte aus den USA und besonders auch Osteuropa dokumentieren das. Vereinfacht gesagt, bringt die Gerste den größten Anteil der Vitalstoffe, die Yucca die Werkzeuge und Elemente zur optimalen Nutzung derselben. Sie reinigt unseren Organismus und macht ihn wieder sensibel und aufnahmefähiger für die effektive Verwertung der angebotenen reichhaltigen Palette von wertvollen Phytaminen und Vitalstoffen.

Aus Bioanbau auf mineralstoffreichen Böden in den Hochlagen von Utah erfolgt die schonende Verarbeitung von absolut frischem Erntematerial, ohne jegliche Zusätze. 2,5 kg frische Gerstengrasblätter werden benötigt, um 75 g getrockneten, pulverisierten Gerstengrassaft zu erhalten, das entspricht einer 33-fachen Konzentration.

Die Ernte der jungen Pflanzen erfolgt zum Höhepunkt des Nährstoffgehalts, bei ca. 20 cm Halmlänge. Das garantiert die optimale Menge und Beschaffenheit der Vitalstoffe. Unmittelbar nach der Ernte beginnt die schonende Verarbeitung. Es vergehen nur wenige Stunden von der Ernte der jungen Gräser bis zur Abfüllung des fertigen Pulvers. Im Gegensatz zu zahlreichen anderen Gerstengrasprodukten, bei denen als Ausgangsmaterial die getrockneten Gräser verarbeitet werden, besteht das Gerstengrassaft-Pulver zu 85% aus dem entwässerten (getrockneten) Presssaft des jungen Gerstengrases. Die Gewinnung und Trocknung des Saftes ist technisch wesentlich aufwendiger als das Trocknen und Pulverisieren des Grases.

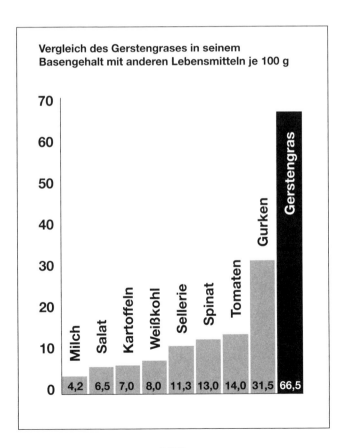

Außerdem ist das Saftpulver erheblich gehaltvoller als das Graspulver, welches zu einem großen Anteil lediglich aus unverdaulicher Zellulose besteht.

Gerstengrün ist reich an essentiellen Fett- und Aminosäuren, Enzymen, Vitaminen, Mineralstoffen und Chlorophyll. Es versorgt den Organismus mit Vitalstoffen und pflegt den Säure-Basen-Haushalt. Gerstengrün enthält die ganze Palette der kraftgeladenen Vitalstoffe der jungen Gerstenpflanzen in sehr hoher Konzentration. Die junge Gerstenpflanze ist eine der chlorophyllreichsten Pflanzen überhaupt. Die wichtigsten Inhaltsstoffe im Einzelnen sind:

Enzyme:
Cytochrom-Oxidase, Superoxid-Dismutase, Peroxidase, Katalase. Die Enzyme sind die Zündfunken des Lebens und ein Schlüssel für Langlebigkeit. Dr. med. M. Otto Bruker bezeichnet sie als die wichtigste Gruppe der Vitalstoffe.

Fettsäuren:
Öl-, Linolen-, Laurin-, Palmitolein-, Capryl-, Eruca-, Linol-, Stearin-, Myristin-, Arachidonsäure

Vitamine:
Vitamin B1, B2, C, Biotin, Cholin, Folsäure, Panthotensäure, Nikotinsäure sowie Beta-Carotin (Provitamin A).
Die Panthotensäure (Vitamin B5) ist wie die fäulniswidrige Kieselsäure besonders wichtig für den Haarwuchs.

Mineralstoffe:
Kupfer, Zink, Magnesium, Eisen, Kalium, Phosphor, Calcium,

Natrium, Mangan. Der Phosphorgehalt ist bedeutsam für den Knochenaufbau.

Essentielle und nicht-essentielle Aminosäuren:
Glutamin, Asparagin, Lysin, Histidin, Arginin, Methionin, Phenylalanin, Prolin, Isoleucin, Leucin, Valin, Alanin, Cystein, Threonin, Serin, Tyrosin, Glycin, Tryptophan.
Besonders das Arginin hat für den Stoffwechsel immer mehr an Bedeutung gewonnen. Es schützt die Leber, baut das belastende Homocystein ab, fördert den Muskelaufbau und ist bei der Regulierung von Bluthochdruck hilfreich.

Der Basenanteil ist bei dem Gerstengras im Vergleich zu anderen Nahrungsmitteln besonders hoch, bezogen auf 100 Gramm 66,5%. Die Milch bringt nur 4,2%, die Kartoffel 7,0%, der Spinat 13,0% und die Gurke 30% Basenanteil.
Es enthält z. B. 10-mal mehr Kalzium als Milch, 5-mal mehr Magnesium als Bananen und 6-mal mehr Vitamin C als Orangen.

Chlorophyll:
Das „Blut der Pflanzen" hat einen ähnlichen chemischen Aufbau wie der menschliche Blutfarbstoff Hämoglobin. Der Unterschied besteht darin, dass Chlorophyll Magnesium und Hämoglobin Eisen als Kernsubstanz enthält. Chlorophyll kann für gesunde Blutverhältnisse hilfreich sein, es fördert zusammen mit dem Eiweiß die Hämoglobinbildung.
Der hohe Gehalt an Blattgrün, also Chlorophyll, ist sehr wertvoll für verschiedene Blutparameter, ausgezeichnet für den Mundraum, die Zähne, das Zahnfleisch und bringt frischen Atem. Es trägt besonders zur besseren Durchblutung des Zahn-

fleisches bei, und wirkt, so wie die Saponine, der Paradontose entgegen. Es soll angeblich den Alterungsprozess verzögern. Erfahrungsberichte weisen darauf hin, dass die Kombination von Yucca- und Gerstengrassaft-Pulver zu Besserungen bei Allergien, Blähungen, Asthma, Neurodermitis, Hautkrankheiten, unangenehmen Atem- und Körpergerüchen führen kann. Auch von Hilfe bei Magengeschwüren, Diabetes, Krampfadern, Zahnfleischbluten und Herzleiden wird berichtet, sowie nach Verletzungen und Operationen, bei Infektionen, Sehnen-, Schleimbeutel- und Gelenkentzündungen, Ödemen, Nierenleiden, Gicht und Leberleiden.

Allgemein kann zunehmende Energie und Ausdauer in jedem Alter und ein geringeres Schlafbedürfnis erreicht werden. Von mehr Klarheit der Sinne sowie Hilfe bei Depressionen und seelischer Erschöpfung wird berichtet, auch von hervorragender Energiezufuhr im Leistungssport! Besonders gute Erfahrungen machten ungarische Sportler bei den Olympischen Spielen der letzten Jahre.

Hier sei aber angemerkt, dass sogenannte Zeugnisse keine objektiven Aussagen sein können. Sie sind nicht einfach auf jeden anderen Betroffenen zu übertragen. Dazu sind Funktionsstörungen und Krankheiten zu sehr individuell geprägt, die Ursachen zu vielfältig und die jeweiligen Reaktionen nicht objektiv vergleichbar.

Besonders hervorgehoben sei, dass Yucca + Gerstengrün der Gesundheit ganzheitlich durch Sanierung des Körpermilieus, die Normalisierung der pH-Werte und die Aktivierung des Hormonsystems in bemerkenswerter Weise dienlich sind.

10. Abschließende Gedanken

Zu Bemerkungen aus dem Artikel **„Der Mensch im Zeitalter der größten Ernährungsumstellung"** von Herrn Prof. Dr. med. B. Thomas.
„Stellen Sie sich bitte einmal die Ernährung Ihrer eigenen Vorfahren vor, knapp 100 - 150 Jahren früher, und vergleichen Sie diese mit Ihrer heutigen! Die Industrie kann heute Lebensmittel nach fast allen Wünschen herstellen. Sie kann die rohe Nahrung zerlegen und ihre Teile zu unterschiedlichsten, neuen Kombinationen wieder zusammenmixen. Fast täglich werden wir mit neuen Kreationen von Fertigmischungen überrascht. Große Unsicherheiten in Ernährungsfragen bedrücken heute den zivilisierten Menschen. Ernährungsbedingte Krankheiten machen von sich reden.

Was mag die Ursache dafür sein?
Seine Organe hatten sich an eine Lebensweise mit körperlicher Arbeit und nicht an „Büro- und Kopfarbeit" angepasst. Insbesondere seine Verdauungsorgane, seine Lunge, seine Darmflora usw., das heißt, alle seine gewohnten Mithelfer können sich nicht so schnell umstellen und an neue Situationen anpassen. Wir können hieraus den Schluss ziehen, daß die Ernährungsrevolution uns in eine falsche und fatale Richtung führt."

Die Adaption, also die Anpassung unseres Stoffwechsels an die neuen Verhältnisse, braucht Jahrtausende und nicht nur 100 oder 200 Jahre. Beispiele sind Laktose- oder Kleberintoleranz. Sie sind Folgen der noch nicht vollzogenen genetischen Angleichung der Betroffenen an die veränderten Lebens- und Ernährungsweisen. Die Häufigkeit der ernährungsbedingten

Gesundheitsstörungen hat nach Prof. Leitzmann, Universität Gießen, erheblich zugenommen. 30 bis 50% der Bevölkerung sind übergewichtig, 30% plagen sich mit Gallensteinen, von erhöhten Blutfetten sind 20% betroffen, und der Alters-Diabetes nimmt stark zu.

Die „Königin aus der Wüste" und die dargestellten Pflanzenkombinationen mit Ingwer oder Gerste können dazu beitragen, dass unser Organismus besser mit den Vor- und Nachteilen der Ernährungsrevolution fertig werden kann.

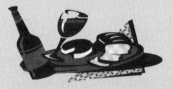

Bilanz der Ernährungsrevolution

1. Zerstörung der Nahrungseinheiten
2. Verlust der Ganzheit von Lebensmitteln
3. Mangel im Überfluß
4. **Ernährungsbedingte Krankheiten**

Blick zurück

Heinz-Dieter Bartels, Autor, Biologe

Das Leben setzt uns immer wieder Signale, die wir mehr oder weniger beachten, so auch hinsichtlich Gesundheit und Lebensweise. Für mich, den Autor, waren der Krieg, die sich daraus ergebenden gravierenden persönlichen Folgen und jahrelange Klinikaufenthalte von besonderer Bedeutung. Die klassische Hochschulmedizin war für mich einerseits lebensrettend, andererseits ergaben sich auch sehr belastende Kollateralschäden. So kam ich zur ganzheitlich orientierten Natur- bzw. Erfahrungsheilkunde, um zu ergänzen und auszugleichen, mit Erfolg.

Meine positiven Erfahrungen und Erkenntnisse konnte ich dann lange Jahre mit großem Engagement als Heilpraktiker und Lehrer weitergeben. Eine besondere Rolle spielte dabei auch eine Palmlilie aus den Hochwüsten des Nordwestens der USA, die Yucca Schidigera, die mit Recht von den Indianern als „Königin der Wüste" bezeichnet wird und tief in der Volksheilkunde verankert ist. Diese außergewöhnliche Pflanze von einem außergewöhnlichen Standort verdient m. E. höchste Aufmerksamkeit und Beachtung.

Patienten und Freunde baten mich immer wieder, mein Wissen, meine Erfahrungen aus der Heilkunde schriftlich niederzulegen. Diese Aufzeichnungen sind so verfasst, dass sie möglichst gut von Laien, also den eigentlich Betroffenen, verstanden werden können. Sie beanspruchen nicht fachliche Vollkommenheit, sondern sie sollen helfen, den Weg zu persönlich bestimmter Gesundung und Prävention zu finden. Jeder ist seines Glückes eigener Schmied. Das gilt auch für Heilung, Gesundheit und Wohlbefinden.

Möge diese Schrift wie ein Gespräch zwischen Ratsuchenden und Therapeuten wirken, aufklärend und Erkenntnisse vermittelnd. Nur wenn der Betroffene selbst den richtigen Weg erkennt, kann er ihn erfolgreich bis zum Ziel, seiner Gesundheit, gehen.

Dank sei Naturwissenschaftlern und Medizinern, vorwiegend aus den USA und Osteuropa, für objektive Untersuchung und klinische Studien gesagt, und ganz besonders der Familie Roland Turnwald, durch die das Pulver dieser besonderen Pflanze zu uns kam und dadurch jedem mit seinen wertvollen Phytaminen hilfreich zur Verfügung steht.

Nun möge der aufgeschlossene und suchende Leser unvoreingenommen die Yucca Schidigera und ihr Umfeld kennen und hoffentlich schätzen lernen.

H. – D. Bartels

Blick voraus

Professor Dr. R. Schmitz-Scherzer
Gerontologe
Meinrad Lienert Weg 7
CH-8590 Romanshorn
Schweiz

Ein solches Buch fehlte bislang auf dem Büchermarkt. Hier werden nämlich nicht nur die Pflanze –Yucca Schidigera, eine von ca. 40 Yucca Arten – eingehend und sorgfältig beschrieben und dabei ihre Wirkstoffe sorgfältig herausgearbeitet, sondern zugleich ihr therapeutisches Potenzial umfassend und gestützt durch wissenschaftliche Erkenntnisse und therapeutische Erfahrungen dargestellt. Dass dabei immer wieder auf Yucca Schidigera Bezug genommen wird, spricht für die Sorgfalt des Autors, da die anderen Yucca-Arten als Heilpflanzen zwar häufiger angepriesen werden, aber bei weitem nicht das therapeutische Potential besitzen wie die Schidigera.

Die Abhandlungen über die Wirkungen der einzelnen Inhaltsstoffe sind umfassend und – auf dem neuesten Stand. So wird z. B. der Anti-Aging Effekt von Resveratrol neben anderen schon länger bekannten Effekten auf dem Hintergrund neuester Forschungsergebnisse diskutiert. Auch die Hinweise auf die schädigenden Wirkungen von Pflanzenschutzmitteln auf den Salvestrolgehalt in Gemüse- und Obstsorten sind sehr informativ.

Besonders aufschlussreich sind die Ausführungen zur praktischen Anwendung des Yucca-Pulvers. Hier trifft sich die große therapeutische Erfahrung des Autors mit seinen detaillierten Kenntnissen des therapeutischen Potenzials der Yucca Schidigera und führt zu wertvollen Empfehlungen für die Behandlung vieler gesundheitlicher Störungen und Krankheiten. Dabei werden die Grundlagen und grundsätzliche Überlegungen zur Entstehung und Therapie detailliert dargestellt.

Dieses Buch ist eine Fundgrube für Laien und Professionelle.

Prof. Dr. R. Schmitz-Scherzer

Literatur und nützliche Quellen

Bartels, H.-D. Heilpraktiker
Das unmögliche Kind
SANUM POST 58/2002, Semmelweis Verlag 27316 Hoya

Bartels, H.-D. Heilpraktiker
Wie geht es Ihrer Leber? CO'MED 4 und 5/2005
Fachmagazin für Complementär Medizin

Bartels, H.-D., Heilpraktiker
Abhängigkeiten und ihre naturkundliche Behandlung
SANUM POST 55/2001, Semmelweis Verlag, 27316 Hoya

Bartels, H.-D., Heilpraktiker
Ganzheitstherapie hyper- und hypoaktiver Kinder
Natur-Heilkunde Journal 6/2002
Warlich Druck Verlag, 53340 Meckenheim

Bartels, H.-D. Heilpraktiker.
Naturheilkunde u. Lebenselement Wasser
Natur-Heilkunde Journal 3/2008, ebenda

Batmanghelidj, F. Dr. med.
Wasser, die gesunde Lösung
VAK Verlag, Freiburg, 1996

Binder, Walter, Heilpraktiker: Gesundes Wasser
VNB Verlag, 2007

Bischof, M
Flüssigkeits- und Feldorganismus und seine Rhythmik
EHK 2005/54 S. 321 - 331

Bruker, O.
Leber-, Gallen-, Magen- und Darmerkrankungen
bio-verlag gesundleben, 1985

Cheeke, Picante u. Oleszek
Entzündungshemmende und antiarthritische Wirkungen von Yucca Schidigera
Journal of Inflammation vom 29. März 2006

de Jong, Petra: „Bitter ist besser"
Supplement Nr. 54, 12/07

Glaesel, K. O.: Gesundheit biologisch gesteuert
Labor Glaesel Verlag, 1989

Kirchoff, Richard: Heilung ganz von selbst
Heilverlag Stuttgart, 1932

Kleine-Gunk, Bernd, Dr. med.
Resveratrol – Länger jung mit der Rotwein-Medizin

Koerber von, Männle, Leitzmann: Vollwert-Ernährung
Haug Verlag, 1987

Manto, Erno Dr. med. Veszprem, Ungarn
Knochenschwund (Osteoporose), 2004

Mielke, K. J. Dr. med.: Droge Wohlstandskost
Mielke Verlag, 1998

Pischinger, A. Prof. Dr.: Das System der Grundregulation
Haug Verlag, 1976

Sova, Otto, Dr. med.
Reinigen wir unseren Organismus oder wie arbeitet
Golden Yacca?
Forschungswissenschaftliches Institut BOOS, Kosice,
Slowakei

Thomas, Berthold, Prof. Dr.
Der Mensch im Zeitalter der größten Ernährungsumstellung
Institut für Getreidetechnologie,
Technische Universität Berlin

Treusch, R. Dr. dent.: „Darm und Immunsystem aus zahnärztlicher Sicht" Erfahrungsheilkunde 7/92

Wendt, Lothar, Prof. Dr. med.,
Gesund durch Abbau von Eiweißüberschüssen
Schnitzer Verlag, St. Georgen

Worlitscheck, M
Praxis des Säure – Basen – Haushalts
Haug Verlag, 1991

Zittlau, Jörg
Ingwer. Natürlich gesund mit der asiatischen Heilwurzel
Verlag Lüchow

Bezugsquellen:
Ionisiertes Sauerstoffwasser
futo – mat – System
Thomas Funk, Technik und Forschung
Berghausweg 6
79261 Gutach Siegelau
E-Mail: info@futo-mat.de

Golden Yacca Produkte
EGYM
D – 47906 Kempen
Bellstr. 52
Tel. 02152 / 91 55 0
E-Mail: info@golden-yacca.de

Anschrift des Autors:
H.-D. Bartels, Heilpraktiker
D 26160 Bad Zwischenahn
E-Mail: h-d.bartels@ewetel.net

Glossar

Adaption Reaktion von Zellen oder Gewebe auf veränderte Umweltbedingungen oder Schädigungen.

Adhäsion im physikalischen Sinn die Haftwirkung zwischen den Oberflächen zweier verschiedener Körper, z. B. Flüssigkeit und Festkörper.

Antimykotika Mittel gegen Pilzerkrankungen. Sie können Pilze in ihrem Wachstum hemmen.

Apoptose der programmierte Zelltod. Er ist für die Entwicklung und Aufrechterhaltung eines vielzelligen Organismus lebenswichtig.

Arteriosklerose die Verengung und Verhärtung von Arterien durch Ablagerungen an den Innenwänden (Gefäßverkalkung).

Assimilation die schrittweise Stoffumwandlung körperfremder in körpereigene Stoffe, sowohl im Pflanzen- als auch im Tierreich.

Autointoxikation „Selbstvergiftung" des Körpers, durch Substanzen oder Gifte die im eigenen Körper gebildet werden.

Bilharziose Wurmkrankheit, vorwiegend der Tropen.

Bilirubin Abbauprodukt des roten Blutfarbstoffs Hämoglobin. Der Abbau findet unter anderem in Leber und Milz statt.

Blutviskosität die Zähflüssigkeit des Blutes. Sie ist von mehreren Faktoren abhängig. So beispielsweise von der Anzahl der Erythrozyten.

Bursitis Entzündung eines Schleimbeutels. Sie entsteht durch Verletzungen, Infektionen oder Dauerreizungen.

Chlorophyll grüner Pflanzenfarbstoff, der chemisch mit dem roten Blutfarbstoff Hämoglobin verwandt ist.

Cholesterin lebenswichtiger Fettstoff, wird mit der Nahrung aufgenommen, aber auch im Körper gebildet.

Curcumin ein intensiv orange-gelber Farbstoff der Gelbwurzel.

Darmatonie Erschlaffung des Darmes.

Demenz Defizit an kognitiven, emotionalen und sozialen Fähigkeiten, was zu einer Beeinträchtigung entsprechender Fähigkeiten führt.

Detergenzien oder Tenside sind grenzflächenaktive Substanzen zur Verbesserung der Löslichkeit.

diuretisch bedeutet harntreibend, entwässernd, nierenanregend.

Dopamin ein wichtiger Neurotransmitter, das Glückshormon.

Dupuytren gutartige Erkrankung des Bindegewebes der Handinnenfläche.

Dysbiose Fehlbesiedlung der Darmschleimhaut, eine Entgleisung der Darmflora in ihrer Zusammensetzung (Bakterien, Pilze).

Enzephalopathien Sammelbegriff für krankhafte Veränderungen des Gehirns unterschiedlicher Ursache und Ausprägung.

Essentiell bezeichnet einen lebensnotwendigen Stoff, den der Körper nicht selbst synthetisieren kann.

Fibromyalgie chronische Schmerzkrankheit mit Symptomen des Gelenk- bzw. Bewegungsapparates, allgemeine Schwäche, neurologische Störungen, Konzentrationsstörung, Schlafstörung, chronische Erschöpfung.

Fungizid chemischer oder biologischer Wirkstoff, der Pilze oder ihre Sporen abtötet.

Gingerol wichtige geschmacksgebende Komponente für die Schärfe der Ingwerwurzel.

Glucosamin eines der am häufigsten vorkommenden Monosaccharide, gemeinhin zur Behandlung von Osteoarthritis.

Hämoglobin oder der rote Blutfarbstoff ist ein wichtiger Bestandteil der roten Blutkörperchen, mit der Aufgabe, Sauerstoff in der Lunge zu binden.

Hämolytisch Abbau/Zerfall von roten Blutkörperchen.

Homocystein eine natürlich vorkommende Aminosäure. Erhöhte Blutwerte für Homocystein können eine Schädigung der Blutgefäße zur Folge haben.

Hypercholesterinämie zu hoher Cholesterinspiegel im Blut.

Intima die innerste Schicht der Blutgefäßwand.

Isopathie eine Behandlungsmethode. Sie hat das Gleichheitsprinzip zur Therapiegrundlage.

Kohäsion Zusammenhangskraft zwischen den Atomen bzw. Molekülen.

Leberfibrose Umbauvorgänge in der Leber, bei denen zunehmend Lebergewebe durch Bindegewebe ersetzt wird.

Leberzirrhose ist das Endstadium chronischer Lebererkrankungen.

Metabolite Abbauprodukte eines biochemischen Abbaus, sowie die Abbauzwischenprodukte des Stoffwechsels.

Meteorismus eine übermäßige Ansammlung von Gas im Verdauungstrakt, meist Dickdarm. Blähsucht.

Mikrosomen kleine Vehikel innerhalb der Zellen. Sie enthalten Cytochrom P450-Enzyme.

Mimetika chemische Verbindungen, die an den gleichen Rezeptor anbinden.

Mukosa oder Schleimhaut, ist die Schutzschicht, die das Innere von Hohlorganen auskleidet.

Mykose Infektionskrankheit durch Pilze.

Palmarerythem Bezeichnung für eine Rötung der Handinnenfläche bei chronischer Hepatitis.

Parenchym bezeichnet tierisches oder pflanzliches Grundgewebe.

pAVK Bezeichnung für periphere arterielle Verschlusskrankheit.

Peristaltik dient der Fortbewegung des Darminhalts.

Phospholipide phosphorhaltige, amphiphile Lipide der Zellwand.

Photosynthese Mit Hilfe von Chlorophyll (Blattgrün) wandeln die Pflanzen Lichtenergie (Sonnenenergie) in chemische Energie um. Kohlenstoffdioxid und Wasser werden zu Traubenzucker und Sauerstoff umgewandelt.

Phytamine Wirkstoffe aus pflanzlicher Nahrung, im klassischen Sinn zwar nicht essentiell, heute aber als unentbehrlich geltend.

Phytoalexin Abwehrstoffe, die von der Pflanze zur Abwehr von Parasiten, Bakterien und Pilzen produziert werden.

Phytonutrienten Nährstoffe, die in den Häuten vieler Gemüse und Früchte konzentriert werden. Sie sind für Farbe, Geruch und Aroma verantwortlich.

Phytoöstrogene sekundäre Pflanzenstoffe, zu denen unter anderem Isoflavone und Lignane gehören.

Polyphenole Pflanzenstoffe, die Tumore und Entzündungen hemmen.

Pseudoallergie Symptome der Pseudoallergie sind praktisch identisch mit denen einer echten Allergie.

Resorption die Aufnahme, der durch die Verdauung anfallenden Spaltprodukte der Nahrung.

Restless Legs Darunter versteht man unangenehme Missempfindungen in den Beinen, und den kaum oder gar nicht zu unterdrückende Drang, die Beine zu bewegen.

Resveratrol Antioxidans, zu den Polyphenolen gehörend, schützt Pflanzen vor Parasiten, Pilzinfektionen und Stress.

Serotonin kommt als Hormon und Botenstoff in verschiedenen Gehirnregionen, im Darm und im Blut vor. Es vermittelt eine Verengung der Blutgefäße.

Sirtuine Enzyme, welche in Bakterien, Hefen, Würmern, Insekten, Säugetieren und Menschen vorkommen.

Spider naevi bezeichnet eine bis zu münzgroße, gutartige und häufige arterielle Gefäßneubildung der Haut.

Symbiose ist die Vergesellschaftung von Individuen unterschiedlicher Arten, die für die Partner von Nutzen ist.

Synergismus Das Zusammenwirken von unterschiedlichen Stoffen, bei denen die Gesamtwirkung größer ist als die Summe der Einzelwirkungen.

Thrombozytenaggregation Zusammenlagerung der Blutblättchen bei der Blutgerinnung zum Verschluss verletzter Blutgefäße.

Tryptophan zählt zu den aromatischen, essentiellen Aminosäuren. Es ist eine Vorstufe für Serotonin.

Xanthelasmen gelbe oder rote, scharf begrenzte Einlagerungen von Fett oder fettartigen Substanzen (Cholesterin) in der Haut.

Xenobiotika chemische Stoffe, die dem biologischen Stoffkreislauf eines Organismus fremd sind.

Zytotoxische Stoffe sind zellschädigend.